メディカルスタッフのための**血管内治療シリーズ**

メディカテ ①

血管内治療の薬ケアブック

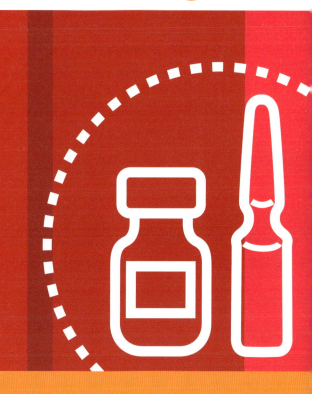

岡山大学病院 脳神経外科・IVRセンター 准教授
杉生 憲志 編

MC メディカ出版

はじめに

　ご存知のようにIVRとは、Interventional Radiologyの略で、癌や心臓・血管の病気、脳血管障害などに対して画像のガイド下に低侵襲治療を行う先進的医療です。岡山大学病院では2013年に総合診療棟1階に国立大学病院初の本格的なIVRセンターが完成しました。看護師、診療放射線技師、臨床工学技士、そして医療秘書がスタッフとして常駐し、放射線科・循環器内科・小児循環器科・消化器内科・脳神経外科の複数の科が麻酔科の協力を得て、全身のIVR検査・治療を一堂に集め、高度先進医療を提供しています。金澤　右放射線科教授（兼病院長）をセンター長に、私が副センター長として、センター内の連携を密にして、年間1万件を超える診断・治療を行っております。

　このような中、メディカ出版から看護師・メディカルスタッフ向けのIVRで頻用する薬剤のガイドブックの編集を依頼され、それならば、岡大IVRセンター一丸となってブックを作成しようと臨んだ結果がこの本です。もちろん、同一施設で一連のつながりを持って書き上げるというメリットがある一方で、地方の一施設の偏った薬剤の使用を紹介しているというデメリットも考えられます。ご存知のように現代医学は、特にこの「低侵襲で患者さんに優しい」IVR治療は日進月歩です。それにつれて使用する薬剤に関しても、日々、新規薬剤の登場や、適応の変化が進んでおります。読者の皆様には、常日頃から、このブックを忙しい臨床の中でご愛用していただき、新たな薬剤の使用法や変化がありましたら、ブックに書き込んでいただくとともに、編集室にご一報いただければ幸甚に存じます。

　薬剤は作用があれば副作用もあり、私共はその作用に期待して使用していますが、使用方法を誤れば"諸刃の剣"となり、患者さんの健康被害に直結してしまいます。もちろん実際のIVR治療に直接手を下すのは私共医師ですが、看護師さんには種々の薬剤の投与をお願いする立場であり、薬剤投与に関してはしばしば看護師さんに委ねているのが実状です。そのような中で、このブックが皆様の日常診療の一助となることを願ってやみません。本書が、皆様の書棚に飾られることなく、臨床の現場で文字通りボロボロになって、種々の書き込みで埋め尽くされるように頻用されることを願っております。

　最後になりますが、本書を手に取っていただきありがとうございます。皆様からのフィードバックを期待して、序文に替えさせていただきます。

2019年7月

岡山大学病院 脳神経外科・IVRセンター 准教授
杉生 憲志

メディカテ① 血管内治療の薬ケアブック

メディカルスタッフのための血管内治療シリーズ

CONTENTS

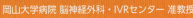
岡山大学病院 脳神経外科・IVRセンター 准教授
杉生 憲志 編

はじめに	iii
編者・執筆者一覧	x

1章 麻酔関連薬

1 吸入麻酔薬
1. セボフレン®（セボフルラン） …… 2
2. スープレン®（デスフルラン） …… 4
3. 笑気（亜酸化窒素） …… 6
4. 酸素 …… 8
5. 空気 …… 10

2 静脈関連薬
6. ディプリバン®（プロポフォール） …… 12
7. ケタラール®（ケタミン） …… 14
8. ドロレプタン®（ドロペリドール） …… 16
9. ラボナール®（チオペンタール） …… 18

3 鎮静薬
10. ドルミカム®（ミダゾラム） …… 20
11. セルシン®（ジアゼパム） …… 22
12. プレセデックス®（デクスメデトミジン） …… 24
13. アイオナール（セコバルビタール） …… 26
14. アタラックス®-P（ヒドロキシジン） …… 28
15. エスクレ®（抱水クロラール） …… 30
16. トリクロリール®（トリクロホス） …… 32

4 鎮痛薬

- 17 フェンタニル（フェンタニル） ... 34
- 18 アルチバ®（レミフェンタニル） ... 36
- 19 ソセゴン®（ペンタゾシン） ... 38
- 20 モルヒネ（モルヒネ） ... 40
- 21 アセリオ®（アセトアミノフェン） ... 42
- 22 インドメタシン（インドメタシン） ... 44
- 23 ボルタレン®（ジクロフェナク） ... 46
- 24 ロキソニン®（ロキソプロフェン） ... 48

5 筋弛緩薬

- 25 エスラックス®（ロクロニウム） ... 50
- 26 レラキシン（スキサメトニウム） ... 52
- 27 ダントリウム®（ダントロレン） ... 54

6 拮抗薬

- 28 アネキセート®（フルマゼニル） ... 56
- 29 ナロキソン（ナロキソン） ... 58
- 30 ブリディオン®（スガマデクス） ... 60

7 局所麻酔薬

- 31 リドカイン（リドカイン） ... 62
- 32 メピバカイン（メピバカイン） ... 64
- 33 マーカイン®（ブピバカイン） ... 66
- 34 ポプスカイン®（レボブピバカイン） ... 68
- 35 アナペイン®（ロピバカイン） ... 70

2章 緊急時に用いる薬剤

1 昇圧薬・強心薬

- 1 ボスミン®（アドレナリン） ... 74
- 2 ノルアドリナリン®（ノルアドレナリン） ... 76
- 3 イノバン®（ドパミン） ... 78
- 4 ドブトレックス®（ドブタミン） ... 80
- 5 ネオシネジン（フェニレフリン） ... 82
- 6 エフェドリン（エフェドリン） ... 84

2 降圧薬
- 7 ペルジピン®（ニカルジピン） 86
- 8 ニトプロ®（硝酸薬） 88

3 抗不整脈薬
- 9 アンカロン®（アミオダロン） 90
- 10 リドカイン（リドカイン） 92
- 11 シンビット®（ニフェカラント） 94
- 12 アデホス-L（アデノシン） 96
- 13 アミサリン®（プロカインアミド） 98
- 14 ワソラン®（ベラパミル） 100

4 β遮断薬
- 15 オノアクト®（ランジオロール） 102

5 抗コリン薬
- 16 アトロピン（アトロピン） 104

6 利尿薬
- 17 ラシックス®（フロセミド） 106

7 抗アレルギー薬
- 18 ポララミン®（d-クロルフェニラミン） 108
- 19 ガスター®（ファモチジン） 110
- 20 プレドニン®（プレドニゾロン） 112

3章 抗血栓・止血薬

1 抗血小板薬
- 1 バイアスピリン®（アスピリン） 116
- 2 プラビックス®（クロピドグレル） 118
- 3 プレタール（シロスタゾール） 120
- 4 エフィエント®（プラスグレル） 122
- 5 パナルジン®（チクロピジン） 124
- 6 カタクロット®（オザグレル） 126

2 抗凝固薬

- 7 ヘパリン（ヘパリン） ……………………………………… 128
- 8 ワーファリン（ワルファリン） ……………………………… 130
- 9 スロンノン®HI（アルガトロバン） ………………………… 132

3 血栓溶解薬

- 10 ウロナーゼ（ウロキナーゼ） ……………………………… 134
- 11 グルトパ®（アルテプラーゼ） ……………………………… 136

4 止血（拮抗）薬

- 12 アドナ®（カルバゾクロム） ………………………………… 138
- 13 トランサミン®（トラネキサム酸） ………………………… 140
- 14 プロタミン（プロタミン） ………………………………… 142
- 15 プリズバインド®（イダルシズマブ） ……………………… 144

4章 造影剤

1 ヨード造影剤 …………………………………………………… 148

5章 循環器内科で用いる薬剤

1 冠動脈、末梢血管系

- 1 シグマート®（ニコランジル） ……………………………… 152
- 2 ニトプロ®（ニトロプルシド） ……………………………… 154
- 3 オビソート®（アセチルコリン） …………………………… 156
- 4 エルゴメトリン®（エルゴメトリン） ……………………… 158
- 5 パパベリン（パパベリン） ………………………………… 160
- 6 クリアクター®（モンテプラーゼ） ………………………… 162

2 不整脈薬

- 7 サンリズム®（ピルシカイニド） …………………………… 164
- 8 マグネゾール®（硫酸マグネシウム） ……………………… 166
- 9 リスモダン®（ジソピラミド） ……………………………… 168
- 10 インデラル®（プロプラノロール） ………………………… 170

6章 消化器内科で用いる薬剤

1 抗癌剤
- 1 ファルモルビシン®（エピルビシン） ……………………………… 174
- 2 ミリプラ®（ミリプラチン） ……………………………………… 176
- 3 アイエーコール®（シスプラチン（動注用）） …………………… 178

2 油性造影剤
- 4 リピオドール®、ミリプラ®用懸濁用液
  （ヨード化ケシ油脂肪酸エチルエステル） ………………………… 180

3 血管拡張薬
- 5 パルクス®（アルプロスタジル） ………………………………… 182

7章 脳神経外科で用いる薬

1 抗脳血管れん縮薬
- 1 エリル®（ファスジル） …………………………………………… 186

2 脳保護薬
- 2 ラジカット®（エダラボン） ……………………………………… 188
- 3 脳神経外科Note（脳外科特有の使用法） ………………………… 190

8章 中止薬、小児科Note

- 1 中止薬 ……………………………………………………………… 192
- 2 小児科Note（小児薬用量の換算） ……………………………… 194

製剤写真提供製薬会社一覧 ……………………………………………… 196

索引 ………………………………………………………………………… 197

おことわり

＊本書の情報は2019年6月現在のもので、血管内治療における薬剤について示しています。
＊編集制作に関しては、最新の情報を踏まえ、正確を期すよう努めておりますが、医学・医療の進歩により記載内容は変更されることがあります。その場合、従来の治療や薬剤の治療による不慮の事故に対し、著者、編者、当社は責を負いかねますことをご了承ください。
＊本書に掲載した薬剤の使用法などは適応外使用を含み、著者の所属施設での血管内治療での実践例や一般的な投与例です。本提供事例に示された適否が、すべての個別診療内容に係る審査において、画一的あるいは一律的に適用されるものでないことにご留意ください。個々の患者さんへの治療・ケアにあたっては、事前に必ず医師・薬剤師とともにガイドラインなどをご確認ください。
＊各製剤・製品の使用時には最新の添付文書などをご参照ください。製剤・製品写真は2019年5月時点で、製剤写真提供製薬会社一覧（p.196）掲載の各社よりご提供いただいたものです。製剤・製品の外観は予告なく変更される可能性があり、予告なく販売中止される可能性があります。

編者・執筆者一覧

編者

杉生憲志
岡山大学病院脳神経外科・IVRセンター 准教授

執筆者一覧 (掲載順)

1章 1〜35
岩崎達雄
岡山大学病院小児麻酔科 教授

1章 1〜9
溝渕有助
岡山大学大学院医歯薬学総合研究科麻酔・蘇生学分野

1章 10〜24
大倉靖子
岡山大学大学院医歯薬学総合研究科麻酔・蘇生学分野

1章 25〜35
佐倉考信
岡山大学大学院医歯薬学総合研究科麻酔・蘇生学分野

2章 1〜17 **3章 14〜15**
西井伸洋
岡山大学病院先端循環器治療学講座 准教授

2章 1〜2
戸田洋伸
岡山大学病院循環器内科

2章 3〜4
吉田雅言
岡山大学病院循環器内科

2章 5〜6
三好章仁
岡山大学病院循環器内科

2章 7〜8
中川晃志
岡山大学病院循環器内科

2章 9〜10
浅田早央莉
岡山大学病院循環器内科

2章 11〜12
宮本真和
岡山大学病院循環器内科

2章 15〜16
三木崇史
岡山大学病院循環器内科

2章 18〜20 **3章 1〜8、11〜13**
7章 1〜3 **8章 1**
杉生憲志
岡山大学病院脳神経外科・IVRセンター 准教授

2章 18〜20 **3章 1〜8、11〜13**
山岡陽子
岡山大学病院脳神経外科

3章 9〜10 **5章 1〜10**
渡邊敦之
岡山大学病院IVRセンター（循環器内科）講師

3章 9　**5章** 5
川北祝史
岡山大学病院循環器内科

3章 10　**5章** 6
江尻健太郎
岡山大学病院循環器内科

3章 14〜15
森本芳正
岡山大学病院循環器内科

4章 1
冨田晃司
岡山大学病院放射線科

5章 1〜2
大塚寛昭
岡山大学病院循環器内科

5章 3〜4
網岡尚史
岡山大学病院循環器内科

5章 7〜8
木村朋生
岡山大学病院循環器内科

6章 1〜5
大西秀樹
岡山大学病院消化器内科 講師

7章 1〜3　**8章** 1
西 和彦
岡山大学病院脳神経外科

8章 2
馬場健児
岡山大学病院IVRセンター（小児循環器）准教授

1章

麻酔関連薬

1章 麻酔関連薬

1 吸入麻酔薬
1 セボフレン® (セボフルラン)

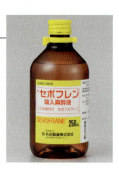

■ どんな薬?

　セボフルランは主に鎮静薬として、全身麻酔の導入と維持に使用される揮発性吸入麻酔薬である。気化器を用いて麻酔ガスとして吸収させることで肺胞、血液を通して中枢神経に作用する。気道刺激性は少なく、小児の緩徐導入によく使われる。適応に関して議論が分かれるが、喘息発作に対しての有効性も報告されている。中脳網様体や大脳皮質などに対する抑制作用が考えられているが、全身麻酔の作用機序は未だ解明されていない。

> 　効果の速さと強さを示す指標として、①血液/ガス分配係数と、②最小肺胞濃度 (minimum alveolar concentration; MAC) がある。
> **①血液/ガス分配係数**：吸収された麻酔ガスは肺胞、血液、神経系や脂肪、筋肉などの組織に取り込まれる。これらの組織が飽和し定常状態になる速度が速いほど、導入や覚醒が早く、調節性がよい。血液/ガス分配係数はこの調節性を示し、小さいほど血液への取り込みが小さく、定常状態に達する時間は短い。
> **②MAC**：皮膚切開時に50％の人が体動しない1気圧での麻酔最小肺胞濃度のことで、それぞれの麻酔薬の強さを示す。MACが高いと、高い吸入麻酔濃度が必要となる。

　セボフルランの「血液/ガス分配係数」は0.63と小さい。MACは成人で1.71％、小児で2.43％である。年齢・体格による個人差があり注意が必要である。

剤形と投与方法の例
- 250mLの容器に液体として入っている。
- 導入濃度：0.5～5.0％、維持濃度：4.0％以下
- 酸素 (p.8) あるいは酸素と亜酸化窒素 (p.6) を併用して使用

副作用
- 悪心・嘔吐：全身麻酔後の悪心・嘔吐のリスクが高い患者 (若い女性、乗り物酔いしやすい、非喫煙者、過去の全身麻酔で悪心・嘔吐があったなど) では、より影響が少ないプロポフォール (p.12)、ミダゾラム (p.20) などの静脈麻酔薬が選択されることもある。
- 末梢血管拡張による血圧低下

- QT延長：心筋リズムに影響を与え、QT間隔を延長させる。特に、QT延長症候群の患者に使用する場合は致死的不整脈に移行する可能性がある。プロポフォールはQT間隔に影響を与えず安全に使用できるとされている。
- 悪性高熱症：頻度は少ないが、筋硬直、頻脈、不整脈、血圧不安定、発熱などの症状をきたし命にかかわることもある重篤な疾患である。吸入麻酔薬は原因薬剤の一つであり、症状出現時には使用の中止、プロポフォールなどの静脈麻酔薬への変更が必要である。

禁忌

悪性高熱及びその疑いのある患者、QT延長症候群

血管内治療とどうかかわる？

- 全身麻酔の導入と維持に使用される。
- 速やかに麻酔導入可能、気道刺激性が少ないなどの利点から、術前に点滴が取れない小児などの患者へのマスクによる麻酔の緩徐導入に好んで用いられる。
- QT間隔の延長により検査・治療が正確に行えない可能性があるため、カテーテルアブレーションなどの不整脈治療で用いることは少なく、プロポフォールなどの静脈麻酔薬を使用する。
- 脳血管内治療などで運動誘発電位/感覚誘発電位/視覚誘発電位（MEP；Motor evoked potential/SEP；Sensor evoked potential/VEP；Visual evoked potential）といった神経刺激を用いたモニタリングを使用する場合は、セボフルランなどの吸入麻酔薬は結果に大きく影響するため正確な結果がでないとされている。これらのモニタリングを行う際は、影響の少ないプロポフォール、ケタミン、フェンタニル、レミフェンタニルなどの静脈麻酔薬を使用する。

血管内治療で用いる際の注意ポイント

- 「血液/ガス分配係数」が小さいため、吸入濃度を増加させたときの血中セボフルラン濃度の上昇は急激であり、呼吸数・SpO_2低下や末梢血管拡張による血圧低下を生じやすい。
- 悪性高熱症を疑う所見や家族歴がある場合は、使用中止する。

治療前後でナースが気をつけること

- 覚醒後に悪心・嘔吐が生じることがあり、声かけや体位変換による誤嚥の予防や、制吐薬（メトクロプラミドなど）の投与が必要となることがある。
- 吸入を終了した後も、麻酔ガスの効果が組織や血中に残存していることがあるため、呼吸数、SpO_2、呼吸様式、脈拍数、血圧などの慎重な観察が必要である。

（南波行胤、岩崎達雄）

1章 麻酔関連薬

1 吸入麻酔薬

2 スープレン®（デスフルラン）

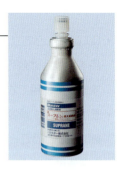

■ どんな薬？

　デスフルランは主に鎮静薬として、全身麻酔の維持に使用される揮発性吸入麻酔薬である。現在使用できる吸入麻酔薬の中で、覚醒が最も速い。気道刺激作用があり、咳嗽や喉頭けいれんを誘発する可能性があるため導入には不向きである。中脳網様体や大脳皮質などに対する抑制作用が考えられているが、作用機序は未だ解明されていない。

　デスフルランの「血液/ガス分配係数」は0.424と現在使用できる吸入麻酔薬の中で最も小さく、迅速な覚醒を得られる。MACは6.0％である。

剤形と投与方法の例
- 240mLの容器に入っている。
- 維持濃度：7.6％以下
- 酸素あるいは酸素と亜酸化窒素を併用して使用。

副作用
- 悪心・嘔吐
- 末梢血管拡張による血圧低下
- QT延長
- 悪性高熱症
  （p.2「セボフルラン」を参照）

禁忌
　悪性高熱およびその疑いのある患者、QT延長症候群
　（p.2「セボフルラン」を参照）

■ 血管内治療とどうかかわる？

- 全身麻酔の維持に使用される。
- セボフルランより「血液/ガス分配係数」がさらに小さく、調節・覚醒が速やかである。
- 肥満・高齢などの患者では、覚醒に時間がかかることがある。速やかな覚醒を得たい患者で吸入麻酔薬を使用する場合に有利である。

血管内治療で用いる際の注意ポイント

- 気道刺激性が強いため麻酔導入には使用せず、維持のみに使用する。
- セボフルランと同様に、吸入濃度を増加させた際に急激な呼吸抑制や末梢血管拡張による血圧低下を生じうる。同様に悪性高熱症の原因となる可能性がある。
- セボフルランと同様に、カテーテルアブレーション、QT延長症候群の患者に対する全身麻酔、脳血管内治療などで神経刺激モニタリングを使用する場合は使用を控え、影響の少ないプロポフォール、ケタミン、フェンタニル、レミフェンタニルなどの静脈麻酔薬を使用する。（p.2「セボフルラン」を参照）

治療前後でナースが気をつけること

- 速やかに体内から排泄されるが、セボフルランと同様に投与終了後は悪心・嘔吐、呼吸数、SpO_2、呼吸様式、脈拍数、血圧などの慎重な観察が必要である。
- セボフルランと比較して使用する濃度が高いため、薬液の消費量が多くなり補充が必要となることがある。

（溝渕有助、岩崎達雄）

1章 麻酔関連薬

1 吸入麻酔薬

3 笑気（亜酸化窒素）

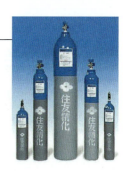

■ どんな薬？

　亜酸化窒素は主に鎮痛薬として、セボフルラン（p.2）やプロポフォール（p.12）などの鎮静薬と併用して用いるガス性吸入麻酔薬である。無色・無臭・無味のガスで、50％で鎮痛作用、70％以上で鎮静作用を示す。強力な鎮痛作用を持つが、鎮静・催眠作用は弱い。吸入麻酔薬の取り込みを促進し導入を早める二次ガス効果を持つ。

　「血液／ガス分配係数」は0.47と小さく、作用発現は速やかである。MACは110〜115％である。

剤形と投与方法の例
- 中央配管あるいはボンベで提供される。
- 導入、維持濃度：50〜70％
- 必ず酸素と混合し、吸入濃度が70％以下になるようにする。
- 投与開始時、2分以上100％酸素吸入による脱窒素を行い、投与終了後、100％酸素を10分以上投与する。

副作用
　悪心・嘔吐

禁忌
　気胸・イレウス・気脳症・耳管閉塞・眼内ガス注入・鼓室形成術では、閉鎖腔を拡張させるため、使用禁忌である。

■ 血管内治療とどうかかわる？

- 全身麻酔で使用する場合は、本薬のみで全身麻酔薬としては不十分であるため、原則としてプロポフォール、セボフルランなどの鎮静薬を併用する。
- 吸入麻酔薬の取り込みを促進する作用があるため、併用することで導入を早めることができる。無味・無臭で気道刺激性もほとんどないため、点滴がない場合などに行うセボフルランを使用した緩徐導入（p.2「セボフルラン」を参照）で使用されることがある。
- 局所麻酔下のカテーテル治療でも、補助的な鎮痛・鎮静薬として使用することができる。ただ

し、意識低下時に誤嚥や舌根沈下による窒息などの可能性があるため、呼吸数、SpO$_2$、呼吸様式を注意深く観察すべきである。

血管内治療で用いる際の注意ポイント

- 必ず酸素と併用し、酸素濃度を30％以下にしない。
- 引火性・爆発性はないが助燃性であり、電気メスなど火気の取り扱い時に注意が必要である。
- 長時間の吸入後に空気を吸入すると、体内に溶解していた亜酸化窒素が肺胞に拡散することで肺胞内の酸素が減少する。中止後には少なくとも10分以上100％酸素吸入を行う。

治療前後でナースが気をつけること

- セボフルランなど他の吸入麻酔薬と同様に覚醒後に悪心・嘔吐が生じることがある。
- 投与前、投与後には酸素投与を行う。投与中は必ず酸素と併用し、酸素濃度を30％以下にしない。
- 麻酔の導入・維持には他の吸入麻酔薬やオピオイドとの併用が必要となる場合が多く、呼吸抑制・血圧低下が助長されることがある。呼吸数、SpO$_2$、血圧、脈拍などの呼吸・循環を観察する必要がある。

（溝渕有助、岩崎達雄）

1章 麻酔関連薬

1 吸入麻酔薬

4 酸素

■ どんな薬？

　酸素投与は主に低酸素の改善あるいは予防目的で行われる。酸素は生体内においてエネルギー合成に関与するため、供給が途絶するとエネルギー産生が低下し、最終的には不可逆的な臓器障害につながる。肺血管を拡張させ、肺動脈圧を低下させる作用を持つ。

剤形と投与方法の例
- 中央配管あるいはボンベで供給される。

酸素ボンベの残量計算

　MPaとkg/cm^2の2種類の表記があり、付属している圧力計で確認できる。
使用可能量は以下の式で計算できる。
　「ボンベの内容量（L）」×「現在のMPa」×10×0.8（安全係数）
　　　　または
　「ボンベの内容量（L）」×「現在のkg/cm^2」×0.8（安全係数）
　例えば、ボンベの内容量が3.4L（通常規格）で、圧力計が10MPaを示す場合は、3.4×10×10×0.8＝272Lである。流量5L/分の酸素投与を行う場合は、54.4分使用可能と計算できる。

副作用
　肺血管拡張、CO_2ナルコーシス、肺障害や未熟児網膜症、中枢神経障害などの酸素中毒

禁忌
　肺血流増加型の先天性疾患

■ 血管内治療とどうかかわる？

- 低酸素血症を伴う患者や、処置により低酸素になる可能性が高い患者に投与する。
- 全身麻酔や鎮静による気道閉塞、呼吸抑制などに伴う低酸素に対して使用することもある。

血管内治療で用いる際の注意ポイント

- 患者の呼吸様式や呼吸数に加え、パルスオキシメータや血液ガス分析などで動脈血酸素飽和度や酸素分圧を測定し、投与する酸素濃度や流量を調節する。
- 低酸素を回避することは重要だが、むやみに高濃度酸素を投与することは有害である可能性が報告されている。
- 先天性心疾患など、酸素投与により肺血管や体血管が変化すると循環動態が大きく変動する患者には空気と併用し濃度を下げるなど、慎重な調節が必要である。
- 心臓カテーテル検査は、平常時の循環動態になるべく近づけるために原則として検査中は酸素を投与せず、室内気で行うことが多い。
- カニューラやマスクなど、異なる器具を使用した場合の酸素流量とFIO_2の関係は、患者の換気や器具のフィット、大きさなどにより影響を受けることがあるため注意が必要である。

治療前後でナースが気をつけること

- 常に患者の呼吸状態や酸素化を適切に観察し、必要に応じて酸素投与を行う。
- 高濃度酸素の投与によっても呼吸状態や酸素化の改善が乏しい場合、原因となる病態の検索を速やかに行い是正する必要がある。
- 酸素投与が患者に悪影響を与える可能性があることを留意しておく。
- 配管やボンベといった供給元の点検を定期的に行う。

（溝渕有助、岩崎達雄）

1章 麻酔関連薬

1 吸入麻酔薬

5 空気

どんな薬？

　空気は窒素78％、酸素21％及び不特定多種類の微量ガス1％からなる混合ガスである。作用機序は各物質により異なる。無臭、無色の気体である。

剤形と投与方法の例
- 中央配管あるいはボンベで供給される。

副作用
　特になし

禁忌
　特になし

血管内治療とどうかかわる？

- 全身麻酔や鎮静時に揮発性吸入麻酔薬とともに併用される。
- 高濃度酸素投与を避けたい場合に酸素と混合し、濃度を適正化する。

血管内治療で用いる際の注意ポイント

- 高濃度酸素を避けるべき病態の場合には酸素と混合して適切な酸素濃度での投与を行う。
- 先天性心疾患など、酸素投与により肺血管や体血管が変化すると循環動態が大きく変動する患者には空気と併用し濃度を下げるなど、慎重な調節が必要である。
- 心臓カテーテル検査は、平常時の循環動態になるべく近づけるために原則として検査中は酸素を投与せず、室内気で行うことが多い。

（p.8「酸素」参照）

治療前後でナースが気をつけること

- 呼吸数、SpO_2のモニタリングを常に行い、低酸素発生時には酸素投与を行う。
- 供給元やボンベの点検を定期的に行う。

（溝渕有助、岩崎達雄）

1章 麻酔関連薬

2 静脈関連薬

6 ディプリバン®（プロポフォール）

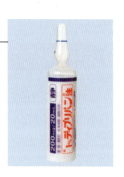

■ どんな薬？

　プロポフォールは主に鎮静薬として、局所麻酔中の鎮静や、全身麻酔の導入・維持に使用される静脈麻酔薬である。作用発現や代謝が速く、持続投与による麻酔維持も可能であるため広く使われている。催眠作用、鎮静作用、抗不安作用があるが、鎮痛作用はない。大豆油と卵黄レシチンを含む脂肪乳剤である。イオンチャネル型受容体であるGABA-A受容体を介してCl⁻チャネルを開き、中枢神経に広く抑制的に作用する。

- 分布半減期：2～8分、排泄半減期：0.9±0.65時間、作用発現：10～20秒、最大効果発現時間：60秒、効果時間：5～15分

剤形と投与方法の例

- 200mg/20mL、500mg/50mL、1g/100mL
- 麻酔導入：1～2.5mg/kg、維持濃度：4～10mg/kg/hr
- 局所麻酔中、検査時の鎮静：0.5mg/kgを3～5分かけて投与開始、維持濃度：2（1.5～4.5）mg/kg/hr

●TCI（target controlled infusion）

目的血中濃度を入力し、ポンプに内蔵されたプログラムにより投与速度が自動設定される。

- 麻酔導入：目標血中濃度3μg/mLで投与開始し、1μg/mLずつ調整
- 維持濃度：2～5μg/mL
- 局所麻酔中、検査時の鎮静濃度：1.0～2.0μg/mL

※個人差が大きいため、呼吸・循環動態の変動に注意し適宜調整する必要がある。

副作用

- 末梢血管拡張による血圧低下、心抑制による徐脈・心拍出量低下
- 呼吸抑制（呼吸数と換気量の低下）
- アナフィラキシー：大豆油、卵黄レシチンを含むため、これらに対してアレルギーを持つ患者には投与しない。
- プロポフォール症候群：48時間以上の高用量使用で代謝性アシドーシス、横紋筋融解、高カリウム血症、急性心不全を伴う心筋症など重篤な症状を引き起こすことがある。

禁忌
- 本薬または本薬の成分（ダイズ油、卵黄レシチンなど）に対し過敏症の既往歴のある患者
- 小児への長期大量投与

血管内治療とどうかかわる？

- 局所麻酔・検査時の鎮静、全身麻酔の導入と維持などで使用される。
- 鎮痛作用がないため、必要に応じてフェンタニル（p.34）、レミフェンタニル（p.36）など他の鎮痛薬を併用する必要がある。

血管内治療で用いる際の注意ポイント

- QT間隔の延長が生じにくいため、カテーテルアブレーションなどの不整脈治療や、QT延長症候群の患者に対して全身麻酔を行う場合は、セボフルランなどの吸入麻酔薬よりも好まれる。
- 脳血管内治療などで神経刺激を用いたモニタリングを使用する場合は、セボフルランなどの吸入麻酔薬は結果に大きく影響して正確な結果がでないとされるため、影響の少ないプロポフォールが選択されることが多い（p.2「セボフルラン」を参照）。
- 末梢血管拡張による血圧低下、心抑制による徐脈・心拍出量低下を引き起こすため、心疾患や脳疾患で血圧低下を避けたい患者に対しては減量して使用するか、ケタミン（p.14）、ミダゾラム（p.20）、チオペンタール（p.18）といった循環への影響が小さい薬剤を選択する。

治療前後でナースが気をつけること

- 強い血管痛を伴うため、投与時に声かけするなど、患者への周知を行う。
- 呼吸抑制や末梢血管拡張による血圧低下が生じうるため、確実な気道確保と十分な呼吸・循環モニタリング（呼吸数、SpO_2、血圧、脈拍など）を行い、投与量・速度の細やかな調節が必要である。
- 事前に確認しているはずだが、大豆や卵黄成分のアレルギーがないか再度確認する。
- 防腐剤を含まない脂肪乳剤であるため、汚染による細菌増殖の可能性がある。開封後は、直ちに使用を開始し、残液は手術終了時あるいは投与開始12時間後のいずれか早い時点で廃棄する。

（溝渕有助、岩崎達雄）

1章 麻酔関連薬

2 静脈関連薬

7 ケタラール®（ケタミン）

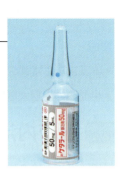

どんな薬？

　ケタミンは鎮痛・鎮静作用を持つ麻薬である。鎮痛作用は麻酔作用より少ない投与量で発現し、皮膚・筋肉・骨などの体性痛に対する鎮痛作用を持つ。解離性麻酔薬と呼ばれ、大脳皮質を抑制するが大脳辺縁系は賦活する。覚醒時に悪夢や浮遊感覚、幻覚、せん妄状態などが出現することがある。体性痛に対する鎮痛作用を有するため、難治性疼痛に対するモルヒネ（p.40）やフェンタニル（p.34）など他の麻薬などが無効な患者にも用いられる。

- 分布半減期：5〜15分、排泄半減期：2.3±0.5時間、作用発現：30秒、最大効果発現時間：60秒、効果時間：5〜15分

剤形と投与方法の例

- 筋注用500mg/10mL、静注用200mg/20mL、50mg/5mL
- 麻酔導入：静注：1〜2mg/kgを1分以上かけて緩徐に投与し、必要に応じて初回量の半量〜同量を追加投与する。
- 麻酔導入：筋注：5〜10mg/kgを筋注し、必要に応じて初回量の半量〜同量を追加投与する。
- 局所麻酔中、検査時の鎮静：成人では1mg/kgを1分以上かけて緩徐に投与し、必要に応じて初回量の半量〜同量を追加投与する。

副作用

- 覚醒時反応（悪夢、浮遊感覚、幻覚、せん妄など）
- 血圧と肺動脈圧の上昇、心拍数の増加
- 脳圧・眼圧上昇
- 筋緊張亢進、唾液・気道内分泌物増加
- 悪心・嘔吐

禁忌

　高血圧（収縮期血圧160mmHg、拡張期血圧110mmHg以上）、重症心不全、脳血管障害、緑内障、けいれん、統合失調症

血管内治療とどうかかわる？

- 全身麻酔、検査・処置時の導入と維持に使用される。
- 覚醒時に悪夢などの反応をきたすことがあり、静脈麻酔薬としてはプロポフォール（p.12）やミダゾラム（p.20）、チオペンタール（p.18）が選択されることが多い。しかし、鎮痛作用を持つ、呼吸抑制が比較的少ない、血圧低下作用が少ないなどの特徴を持つため、プロポフォールなど他の鎮静薬が使用しにくい場面で選択することがある。

血管内治療で用いる際の注意ポイント

- 一過性に血圧上昇・頻脈を生じ、二次的に血圧低下をきたすことがある。血圧低下を避けたい患者に利点がある。逆に、心不全など血圧上昇が悪影響を与える患者に対しては使用を控える。
- 軽度の呼吸抑制が現れるが一過性であるため、局所麻酔で行う短時間の検査・処置や、呼吸状態が悪い患者で使用されることがある。ただし、急速に高用量を静注すると呼吸抑制〜停止することや、筋緊張亢進のため呼吸が不規則となることがあるため呼吸数、SpO_2、呼吸様式の観察が必要である。
- 脳血管内治療などで神経刺激を用いたモニタリングを使用する場合は、セボフルランなどの吸入麻酔薬は結果に大きく影響するため正確な結果がでないとされる。影響の少ないプロポフォールが選択されることが多いが、高用量では影響を与えるという報告もあり、さらに影響が少ないケタミンに変更あるいは併用することがある。
（p.2「セボフルラン」、p.12「プロポフォール」を参照）
- 頭蓋内圧や眼圧が上昇するため、頭蓋内圧亢進状態や緑内障の患者には使用しない。

治療前後でナースが気をつけること

- 覚醒時に悪夢やせん妄などの反応が起こることがあるため、体位や四肢の固定など突然の体動や不穏状態に備える必要がある。また覚醒後は患者に声かけを行い、精神状態を落ち着けるよう努める。
- 眼圧を上昇させるため、緑内障の既往がないか再度確認する。
- 静注用（10mg/mL）と筋注用（50mg/mL）があり、濃度が異なり誤用に注意する。
- 麻薬としての取り扱いが必要である。

（溝渕有助、岩崎達雄）

1章 麻酔関連薬

2 静脈関連薬

8 ドロレプタン®
（ドロペリドール）

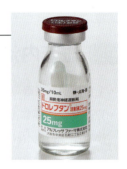

■ どんな薬？

　ドロペリドールはブチロフェノン系の抗精神病薬で、鎮静薬の一つである。鎮静作用は弱く、臨床使用量では完全な意識消失を得ることは困難である。鎮痛作用はない。現在では主に鎮静よりも制吐や掻痒の抑制を目的に使用されることが多い。中枢神経系のGABA受容体に作用し情報伝達を抑制すると考えられている。

- 分布半減期：10分、排泄半減期：2.2時間、作用発現：3〜10分、最大効果発現時間：30分、効果時間：2〜4時間
- 小児では血中濃度が高くなり、持続時間も延長する。

剤形と投与方法の例

- 25mg/10mL
- 制吐作用：0.625〜2.5mg 静注

副作用

- 不整脈（QT延長、torsade de pointesなど）
- 錐体外路症状：MAO-B阻害薬内服中、パーキンソン病患者などでより生じやすい。
- 末梢血管拡張による血圧低下
- 悪性症候群（p.2「セボフルラン」を参照）

禁忌

　QT延長症候群、けいれん、悪性高熱及びその疑いのある患者

■ 血管内治療とどうかかわる？

- 現在では、制吐作用を目的に使用されることが多い。
- ときに、局所麻酔時の補助に使われることがある。

■ 血管内治療で用いる際の注意ポイント

- 用量依存性に傾眠傾向となるため、呼吸数、SpO₂、呼吸様式の観察が必要である。
- 錐体外路症状は用量依存性でなく、少量の使用でも生じる可能性がある。MAO-B阻害薬内服

中、パーキンソン病患者などでは錐体外路症状が強くなるため使用を控える。
- QT延長をはじめとする不整脈を生じることがあるため、術前の心電図検査や術中・術後の心電図モニタリングを行うことが望ましい。

治療前後でナースが気をつけること

● 現在では単独の鎮静目的で使用されることはほとんどなく、制吐、モルヒネ（p.40）やフェンタニル（p.34）などの麻薬による掻痒の抑制目的で少量使用されることがある。用量依存性に傾眠傾向となるため、意識レベルと呼吸様式の変化に注意すべきである。
● QT延長など、重篤な不整脈を引き起こすことがあるため、使用中や使用後は心電図モニタリングを行うべきである。

（溝渕有助、岩崎達雄）

1章 麻酔関連薬

2 静脈関連薬

9 ラボナール®（チオペンタール）

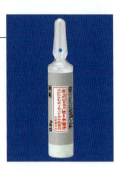

■ どんな薬？

チオペンタールは主に鎮静薬として、局所麻酔中の鎮静や、全身麻酔の導入・維持に使用される静脈麻酔薬である。催眠作用、鎮静作用があるが、鎮痛作用はない。プロポフォール（p.12）と比較して、麻酔の回復は遅れるが、徐脈・低血圧が生じにくいとされている。イオンチャネル型受容体であるGABA-A受容体を介してCl⁻チャネルを開き、中枢神経に広く抑制的に作用する。

- 分布半減期：3〜15分、排泄半減期：9.0±1.6時間、作用発現：10〜20秒、最大効果発現時間：40秒、効果時間：5〜15分

剤形と投与方法の例

- 0.3g、0.5gの製剤がある。添付の溶解液に溶解し2.5%溶液とする。
- 麻酔導入：3〜5mg/kg、短時間麻酔時：2〜3mg/kg、電気けいれん療法：1.5〜2.5mg/kg

副作用

気管支狭窄

禁忌

重症気管支喘息

■ 血管内治療とどうかかわる？

- 全身麻酔の導入と維持、局所麻酔・検査時の鎮静などで使用される。
- 鎮痛作用がないため、必要に応じてフェンタニル（p.34）、レミフェンタニル（p.36）など他の鎮痛薬を併用する必要がある。

■ 血管内治療で用いる際の注意ポイント

- プロポフォールと比較して、呼吸・循環への影響は少ないとされているが、呼吸・循環抑制を生じるためモニタリングは必須である。また、プロポフォールより血管痛が少ない。
- 麻酔からの回復はプロポフォールのほうが有利であると報告されている。また、蓄積性がある

ため持続投与後の覚醒は遅れる。
- 溶液は強アルカリ性で、血管外や動脈内への誤投与で強い組織障害が起きる。また、ロクロニウム（p.50）などの筋弛緩薬やリドカイン（p.62）などの局所麻酔薬といった酸性薬剤と混合すると成分が析出し、輸液ラインが閉塞する可能性がある。
- 喘息発作を誘発するという明らかな根拠はないが、気管挿管後の喘鳴発生率や気道抵抗はプロポフォールより高いと報告されており、喘息患者に使用する場合は慎重に行う。

治療前後でナースが気をつけること

- 呼吸抑制や末梢血管拡張による血圧低下が生じうるため、本薬の影響が完全に消失するまでは十分な呼吸（呼吸数・SpO$_2$・呼吸様式）、循環（血圧・心拍数）のモニタリングが必要である。
- 持続投与により血中濃度の増加が生じ、覚醒までの時間が延長する可能性がある。
- 喘息やアレルギーの既往がないか確認する。

（溝渕有助、岩崎達雄）

1章 麻酔関連薬

3 鎮静薬

10 ドルミカム®（ミダゾラム）

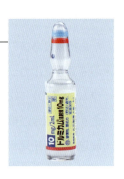

■ どんな薬？

　ベンゾジアゼピン系鎮静薬の一つ。中枢神経系における抑制系神経伝達物質であるGABAの受容体に作用して、鎮静効果と抗けいれん作用を発揮する。鎮痛作用はない。

　臨床においては麻酔前投薬や全身麻酔の導入、集中治療における人工呼吸中の鎮静に使用されることが多く、静注だけでなく、筋注、経口（静注薬をそのまま内服してもらう）などで使用することもある。日本では抗けいれん薬としては保険適用がない。前行性健忘作用があること、循環への影響が比較的少ないことが特徴である。

　肝代謝のため、肝硬変患者で作用時間が延長しやすい。成人において0.1～0.3mg/kg静注時の消失半減期は1.8～6.4時間である。後述するフルマゼニル（p.56）で拮抗することができる。

剤形と投与方法の例
- 注射液 10mg/2mL
- 麻酔前投薬としては0.08～0.10mg/kgを手術前30分～1時間に筋注する。
- 麻酔導入では生理食塩水で1mg/mLに希釈して成人では0.15～0.3mg/kgを静注する。

副作用
　無呼吸、呼吸抑制、舌根沈下（特に麻薬と併用したときに呼吸抑制が起こりやすい）、（心機能低下や循環動態不安定の患者の場合）血圧低下、悪性症候群

禁忌
　急性狭隅角緑内障、重症筋無力症、HIVプロテアーゼ阻害薬及びHIV逆転写酵素阻害薬を投与中の患者

■ 血管内治療とどうかかわる？

　血管内治療で安静を保つ必要があるときの鎮静として用いることができる。全身麻酔が必要なときは導入薬として使用することもある。徐脈や低血圧になりにくく、循環動態が不安定な患者の鎮静にも比較的安全に使用できる。

血管内治療で用いる際の注意ポイント

- 鎮痛作用がないため、必要に応じてフェンタニル（p.34）などのオピオイドを含む鎮痛薬を併用する必要がある。強い痛みが加わったときに鎮痛薬を使用していないと、脱抑制により不穏状態になることもある。
- 循環への影響は少ないため、心機能低下症例や循環動態不安定な症例の鎮静薬として使用しやすい。
- 無呼吸、舌根沈下、呼吸抑制が現れることもあるため、SpO_2をモニターし、マスク換気などの気道確保の準備をしておく。

治療前後でナースが気をつけること

- 循環、呼吸に注意し、モニターをしっかりしておく。呼吸抑制や血圧低下などが起こっていないか適宜評価する必要がある。
- 血圧低下や呼吸抑制が現れたときには減量または拮抗薬（フルマゼニル）の投与を検討する。
- エフェドリン（p.84）やフェニレフリン（p.82）などの昇圧薬の準備をしておく。
- バッグバルブマスクなど気道確保のできる準備をしておく。
- 単剤で使用している場合に痛みがあると脱抑制で不穏になる可能性もあるので、鎮痛薬の併用を確認する。

（大倉靖子、岩崎達雄）

1章 麻酔関連薬

3 鎮静薬

11 セルシン®（ジアゼパム）

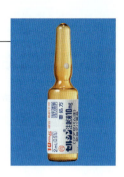

■ どんな薬？

　ベンゾジアゼピン系鎮静薬の一つ。ミダゾラム（p.20）と同様にGABA受容体に作用し、鎮静効果や抗けいれん作用を発揮する。

　臨床においては抗不安薬、抗けいれん薬として使用することが多い。以前は鎮静薬として麻酔導入などにも用いられてきたが、最近ではより作用時間の短いミダゾラムを使用することが多くなった。またアルコール依存症の離脱症状の軽減などにも用いられる。

　肝機能障害、腎機能障害患者では排泄が遅延する。代謝産物にも活性があり、投与6～8時間後に傾眠状態に戻ることがある。また大量投与後は作用時間が著明に延長することがある。

剤形と投与方法の例
- 注射液10mg/2mL
- けいれんの抑制には0.05～0.2mg/kgを緩徐に静注し、必要であれば10～15分間隔で最大30mgまで投与可能。

副作用
　呼吸抑制、舌根沈下、徐脈、（心機能低下や循環動態不安定な患者の場合で）血圧低下、血栓性静脈炎

禁忌
　急性狭隅角緑内障、重症筋無力症、HIVプロテアーゼ阻害薬及びHIV逆転写酵素阻害薬を投与中の患者

■ 血管内治療とどうかかわる？

　脳血管内治療の際にけいれん発作を起こした場合、けいれんを抑制するために使用することができる。また処置前の不安の軽減のため前投薬として用いることもできる。

■ 血管内治療で用いる際の注意ポイント

- けいれん時に投与するときに急速に静注すると呼吸が一時的に止まることがあり、バッグバルブマスクなどによる補助換気や気道確保ができる準備をしておく必要がある。

- 心電図、血圧、SpO$_2$などの呼吸・循環のモニタート下で使用する。
- エフェドリン（p.84）、フェニレフリン（p.82）などの昇圧薬の準備をしておく。
- 水に難溶性で有機溶媒を含むために血栓性静脈炎が起こることがあり、なるべく太い静脈から緩徐に投与する必要がある。

治療前後でナースが気をつけること

- けいれんに対して使用している場合は、比較的短時間作用のため、けいれん発作が再度起こっていないか評価する。
- けいれんが続くようなら、追加投与するか、他の抗けいれん薬を追加するかを医師に相談する。
- 静注するときはなるべく太い静脈から緩徐に投与するよう気をつけ、血栓性静脈炎に注意する。
- 血圧、心電図、SpO$_2$などの呼吸・循環のモニター下で呼吸抑制や血圧低下に注意して観察する。

（大倉靖子、岩崎達雄）

1章 麻酔関連薬

3 鎮静薬

12 プレセデックス®
（デクスメデトミジン）

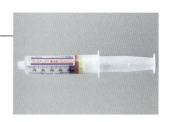

■ どんな薬？

　α₂アドレナリン受容体に作用する薬剤で、鎮静作用・鎮痛作用・交感神経抑制作用などがある。健忘作用は弱く、他の鎮静薬と比較して認知機能を維持することが特徴である。また上気道閉塞を起こすことが少なく、気道反射・二酸化炭素換気応答も維持され、呼吸抑制作用は軽微で、持続投与で使用され、気道確保されていない症例でも安全性が高い。中枢性交感神経抑制、副交感神経亢進、末梢血管拡張の機序により、徐脈・血圧低下をきたす。その他としては、シバリングの抑制作用がある。

　血液中のpHでは脂溶性となり、血液脳関門を容易に通過するので効果発現が早い。肝代謝のため代謝速度は肝血流量に依存、成人では血中半減期は平均2.4時間ほどである。95％が腎排泄のため、腎機能低下患者では効果が遷延する。

剤形と投与方法の例
- 注射剤200μg/50mLのシリンジまたは200μg/2mLのバイアル（バイアルの方は生食48mLで希釈して使用）
- 6μg/kg/hr の投与速度で10分間静脈内投与し、維持量として0.2〜0.7μg/kg/hrの範囲で持続投与する。初期負荷投与を行わないこともある。

副作用
　特に徐脈がよく起こる。他には血圧低下やあまり多くはないが冠動脈れん縮がある。

禁忌
　本薬に過敏症の既往のある患者

■ 血管内治療とどうかかわる？

　局所麻酔のみで可能な血管内治療での鎮静として使うことができる。特に気道確保されていない症例でも安全に使用可能。また全身麻酔の補助的な鎮静薬として使用することもある。

■ 血管内治療で用いる際の注意ポイント

- 徐脈、血圧低下しやすく（特に初期負荷投与した場合）、循環動態の不安定な患者では注意が

必要。
- 徐脈になりやすいため、房室ブロックなど徐脈になりやすい病態の患者では使用しにくい。特に不整脈のアブレーションのときの鎮静薬としては使用しにくい。

治療前後でナースが気をつけること

- 他の鎮静薬より呼吸への注意はあまり必要ないが、心電図・血圧をしっかりモニターし、徐脈や血圧低下に注意する。
- 徐脈や血圧低下時には医師に相談し、本薬の減量や中止を考慮する。
- アトロピン（p.104）や昇圧薬などの準備をしておく必要がある。

（大倉靖子、岩崎達雄）

1章 麻酔関連薬

3 鎮静薬

13 アイオナール
（セコバルビタール）

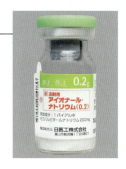

■ どんな薬？

　短時間作用型に分類されるバルビタールの一つで、GABA受容体に作用し、GABAとの親和性を高めるとともに、興奮性アミノ酸であるグルタミン酸受容体に作用して鎮静作用を発現する。催眠・鎮静作用、抗けいれん作用、呼吸抑制作用を有する。作用時間は超短時間作用型のチオペンタールやチアミラール、中時間作用型のアモバルビタールの中間で、短時間作用型に分類される。麻酔の前投薬として使用されることがほとんどである。

剤形と投与方法の例
- 注射剤200mgのバイアルを蒸留水4mLで溶解して使用
- 成人では1回100〜200mgを緩徐に静注または筋注する。
- 小児の場合5mg/kg/dose（最大200mg/dose）上限が望ましい。

副作用
　特に注意が必要なのが呼吸抑制である。その他、重症になりうるSteven-Johnson症候群や薬物依存がある。

禁忌
- バルビツール酸系化合物に対して過敏症を有する患者、気管支喘息および急性間歇性ポルフィリン症の患者、気道閉塞のある患者、ショックの患者
- 心障害、肝・腎障害を有する患者、呼吸機能の低下している患者は原則禁忌とされているが、投与量の減量や人工呼吸管理のできる準備をするなど注意して使用可能である。

■ 血管内治療とどうかかわる？

　特に小児で血管内治療前の麻酔前投薬として使用することが多い。また、全身麻酔の導入でも使用する。

■ 血管内治療で用いる際の注意ポイント

- 循環・呼吸への抑制があるため、循環動態が不安定な患者や呼吸状態の悪い患者での使用には注意する。モニター下で十分に監視し、必要に応じて人工呼吸管理を行う。

- 特に小児の前投薬で用いるときはSpO₂モニターや呼吸状態を監視しておく。
- 本剤の水溶液が強アルカリ性であり、溶液のpHの低下により結晶が析出するので、他の輸液などと混合しないようにする。
- 強アルカリ性で皮下への漏出により壊死を生じることがあるため注意が必要で、同部位への繰り返しの筋注投与は避ける。

治療前後でナースが気をつけること

- 循環、呼吸への影響があるので、血圧・心電図・SpO₂などのモニター下で監視をしっかりしていく必要がある。
- 特に気道確保されていない症例では呼吸状態やSpO₂に注意が必要である。
- アンビューバッグや気管挿管などの気道確保の準備を必ずしておくこと。
- 筋注での皮下への漏出に注意する。

（大倉靖子、岩崎達雄）

1章 麻酔関連薬

3 鎮静薬

14 アタラックス®-P
（ヒドロキシジン）

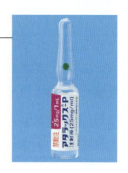

■ どんな薬？

　第1世代抗ヒスタミン薬であるが、ヒスタミン受容体拮抗作用以外に中枢神経作用、抗嘔吐作用、抗コリン作用などを持つ。このため現在では鎮静薬や制吐薬としても使用されている。第1世代抗ヒスタミン薬は容易に血液脳関門を通過するため、中枢神経系の神経伝達物質であるヒスタミンの作用を抑制し、抗不安や鎮静作用を示す。またアレルギーに対する作用も持つ。

剤形と投与方法の例

- ヒドロキシジン塩酸塩は錠剤と注射剤があるが、ヒドロキシジンパモ酸塩は散剤、カプセル剤、シロップなどがある。
- 麻酔前投薬として成人では1回25〜50mgを静注または1回50〜100mgを筋注する。
- 静注の場合は25mg/min以上の速度で注入しないよう、点滴静注することが望ましい。
- 小児では1回1mg/kgを静注または筋注する。

副作用

　本薬に過敏症のある患者ではショック、アナフィラキシー様症状が起こることがある。その他、けいれん（特に小児の熱性けいれんを誘発することがある）、QT延長症候群、肝障害などがある。

禁忌

　本薬の成分および抗アレルギー薬セチリジンやピペラジン誘導体、気管支拡張薬のアミノフィリン、添加物のエチレンジアミンに対し過敏症の既往歴のある患者（問診では分かりにくいので抗アレルギー薬使用でアレルギーが起こった既往のある患者は使用しない）、急性間歇性ポルフィリン症の患者、妊婦

■ 血管内治療とどうかかわる？

　元々は抗ヒスタミン薬で副作用の眠気のほうを利用して麻酔領域では使用されている。鎮静目的に加え、術後の嘔気・嘔吐を予防する目的で麻酔前投薬として使用することが多い。

血管内治療で用いる際の注意ポイント

- QT延長症候群をきたす副作用があり、QT延長症候群の既往のある場合や循環系での血管内治療の際は注意が必要。
- 軽度の鎮静作用のみであるため、一般的にはペンタゾシンなどのオピオイドと併用して使用されることが多い。

治療前後でナースが気をつけること

- 呼吸や循環に大きく影響はしにくい薬剤ではあるが、作用時間が長く、麻酔終了後にも眠気が続くことがある。
- QT延長の副作用があり、心電図モニターにも注意しておく必要がある。

（大倉靖子、岩崎達雄）

1章 麻酔関連薬

3 鎮静薬

15 エスクレ®
（抱水クロラール）

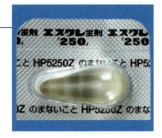

■ どんな薬？

　主にGABA受容体に作用し、興奮性シナプス伝導を抑制することで鎮静作用を発揮する。鎮痛作用はほとんどない。直腸内投与できる剤形のみで使用するが、特に小児では静脈路を確保していなくても直腸投与ができるので使いやすい。

　肝臓で代謝され、尿中に排泄される。生後4か月以降の小児と成人での半減期は9.6時間と8.2時間であまり変わらないが、新生児（28時間）や低出生体重児（40時間）では著明に延長する。また作用発現までに30〜60分要する。

剤形と投与方法の例
- 坐薬250mg、500mg、注腸キット
- 小児では30〜50mg/kgを直腸内投与する。

副作用
　副作用は多くないが、アナフィラキシーなどの症状が出ることがある。また依存性もあるとされている。

禁忌
　睡眠薬のトリクロホスナトリウムに対して過敏症のある患者、急性間歇性ポルフィリン症の患者、ゼラチンアレルギーの既往のある患者（坐薬にはゼラチンが使用されているため）

■ 血管内治療とどうかかわる？

　一般的には小児のCT検査やMRI検査、脳波の検査での鎮静として用いられることが多い。血管内治療ではある程度痛みを生じるため、単剤で鎮静としては使用しないが、上記のように痛みを伴わない検査での鎮静として使用できる。また静注が困難なときのけいれん重積発作の治療としても使用できる。

■ 血管内治療で用いる際の注意ポイント

- 呼吸や循環への影響は少ないが、患者の状態によっては呼吸抑制による低酸素や血圧低下をきたすこともあるので、心電図、血圧、SpO_2モニターをしておく必要がある。

- 特に小児ではSpO₂のモニターや呼吸状態の監視が重要。
- 新生児では長時間作用するため、覚醒するまで監視を十分に行う。

治療前後でナースが気をつけること

- 小児で使用することが多いので、特にSpO₂をしっかりモニターし、呼吸状態を監視する。
- バッグバルブマスクなどの気道確保をできる準備もしておく。
- 新生児や低出生体重児では覚醒まで長時間必要であることにも注意する。

（大倉靖子、岩崎達雄）

1章 麻酔関連薬

3 鎮静薬

16 トリクロリール®
（トリクロホス）

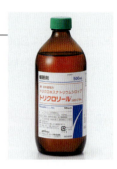

■ どんな薬？

　抱水クロラール（p.30）と同様でGABA受容体に作用し、興奮性シナプス伝導を抑制することで鎮静作用を発揮する。鎮痛作用はほとんどない。

　抱水クロラールもトリクロホスも肝臓で薬物活性を持つトリクロロエタノールに分解されるため作用がほぼ同じである。抱水クロラールと同様の作用であるが、剤形がシロップであり、経口投与できる薬剤である。

剤形と投与方法の例
- シロップ　10%（1mL中100mg）
- 20～80mg/kgを経口投与し、2gを超えないようにする。

副作用
　副作用は多くないが、アナフィラキシーなどの症状が出ることがある。また依存性もあるとされている。

禁忌
　トリクロホスに対して過敏症の既往のある患者、急性間歇性ポルフィリン症の患者

■ 血管内治療とどうかかわる？

　小児の検査時の鎮静として内服させることが多い。抱水クロラールと同様に静脈路が確保できていない場合も内服によって鎮静が可能である。

■ 血管内治療で用いる際の注意ポイント

- 呼吸や循環への影響は少ないが、患者の状態によっては呼吸抑制による低酸素や血圧低下をきたすこともあるので、心電図、血圧、SpO_2モニターをしておく必要がある。
- 特に小児ではSpO_2のモニターや呼吸状態の監視が重要。
- 新生児では長時間作用するため、覚醒するまで監視を十分に行う。

治療前後でナースが気をつけること

- 小児で使用することが多いので、特にSpO$_2$をしっかりモニターし、呼吸状態を監視する。
- バッグバルブマスクなどの気道確保をできる準備もしておく。
- 新生児や低出生体重児では覚醒まで長時間必要であることにも注意する。

（大倉靖子、岩崎達雄）

1章 麻酔関連薬

4 鎮痛薬

17 フェンタニル（フェンタニル）

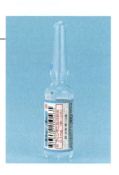

どんな薬？

　強力な鎮痛作用を持つ合成の強オピオイドである。強い鎮痛作用を示すとともに、呼吸抑制、徐脈、嘔気、便秘、身体依存、迷走神経刺激効果、鎮静効果ももたらす。脂溶性が高いので、静注するとすぐに血液脳関門を通過して効果発現が早く、静注して3～5分で最大効果が得られる。作用時間は30分から1時間と短いが、反復投与によって進行性に蓄積していく。徐脈以外には循環系に及ぼす影響は少なく、心筋抑制作用はないため、血行動態不安定な患者にも使用できる。呼吸抑制は強く、また大量投与した場合は筋硬直により換気困難になることがある。

　肝代謝、腎排泄であり、肝機能障害や腎機能障害患者では注意が必要。後述するナロキソン（p.58）で拮抗される。

剤形と投与方法の例

- 注射剤0.1mg/2mL、0.25mg/5mL、0.5mg/10mLがある。
- 局所麻酔での処置の補助鎮痛としては1～3μg/kgずつ静注していく。
- 全身麻酔の導入時には2～8μg/kg投与することもある。
- 小児の場合は10μg/mLなど希釈して使用することが多い。

副作用

　特に呼吸抑制が強く、呼吸回数が低下しやすい。また筋硬直、徐脈、嘔気・嘔吐、便秘、依存性などもある。長期間投与後に急激な減量や中止により退薬症状が現れることがある。

禁忌

　フェンタニル製剤や添加物に過敏症の既往歴のある患者

血管内治療とどうかかわる？

　局所麻酔で行える血管内治療での補助的な鎮痛薬として使用できる。また全身麻酔や呼吸管理が必要な血管内治療の場合は、鎮痛薬として十分な量を使用できる。

血管内治療で用いる際の注意ポイント

- 血圧、心電図、SpO_2などの呼吸・循環のモニター下で使用する。

- 徐脈になりやすいので徐脈傾向の患者には使用しにくいが、心抑制は強くないので、低心機能の患者にも使用しやすい。
- 呼吸抑制があるのでCOPDなどの肺疾患のある患者ではCO_2貯留の危険が高く、注意して使用する。バッグバルブマスクなどの気道確保や呼吸管理が行えるよう準備をして使用する。
- 単回で大量投与すると筋硬直により換気ができなくなることがある。

治療前後でナースが気をつけること

- 心電図、血圧、SpO_2などの呼吸・循環をモニターしておく必要がある。
- 循環に影響が少ない強力な鎮痛薬ではあるが、呼吸への影響が強く、アンビューバッグや気管挿管など気道確保、呼吸管理の準備をしておく必要がある。
- 特に呼吸管理を行っていない患者では少ない呼吸回数で大きな呼吸になっていないか、筋硬直で硬くなって呼吸できなくなっていないかに注意して観察する必要がある。
- COPDなどの肺疾患のある患者ではCO_2貯留の危険が高く、呼吸状態や意識レベル低下（CO_2ナルコーシスによる）に注意しておく。

（大倉靖子、岩崎達雄）

1章 麻酔関連薬

4 鎮痛薬
18 アルチバ®（レミフェンタニル）

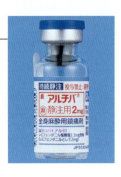

■ どんな薬？

　フェンタニル（p.34）と同じ強力な鎮痛作用のあるオピオイドである。高脂溶性で血液脳関門を速やかに通過するため、作用発現が速やか。代謝は血液中・組織中の非特異的エステラーゼにより速やかに行われ、代謝物の効力は低いため、血中消失速度は速く、除去半減期は8～20分である。肝・腎機能障害による薬物動態への影響がない。全身麻酔の導入や維持で使用可能であり、持続投与で使用する。徐脈、血圧低下、筋硬直に注意が必要。

剤形と投与方法の例
- 2mg、5mgの粉末
- 0.1mg/mLになるように生食で溶解し、0.25～0.5μg/kg/minで痛みや循環動態に合わせて投与量を調整していく。

副作用
　筋硬直、呼吸抑制、嘔気・嘔吐はフェンタニルと同様だが、血圧低下・徐脈などの循環抑制がフェンタニルより強い。また体温中枢に影響し、シバリングを起こすことがある。

禁忌
- レミフェンタニルの成分またはフェンタニル系化合物に対して過敏症の既往がある患者
- 添加物としてアミノ酸のグリシンを含むため、硬膜外及びくも膜下腔への投与は行ってはならない。

■ 血管内治療とどうかかわる？

全身麻酔が必要な血管内治療の際の鎮痛薬として用いることができる。

■ 血管内治療で用いる際の注意ポイント

- 徐脈や血圧低下といった循環抑制や呼吸抑制が強いので、心電図、血圧測定などモニターが必要であり、必ずバッグバルブマスクなどの気道確保や呼吸管理が可能な状況で使用する。
- 作用消失が速やかであるため、投与中止する前に他の鎮痛薬を併用して痛みをとっておく必要がある。

- アブレーションなど静脈麻酔薬のみでの管理が好まれる治療ではプロポフォール（p.12）と併用して使用する。

治療前後でナースが気をつけること

- 呼吸・循環抑制が強いので、徐脈や血圧低下、無呼吸などに注意し、心電図、血圧、SpO_2モニターなど使用して監視する。
- 代謝が速く、持続投与で使用するため、きちんと静脈内投与できているか確認する。

（大倉靖子、岩崎達雄）

1章 麻酔関連薬

4 鎮痛薬

19 ソセゴン®（ペンタゾシン）

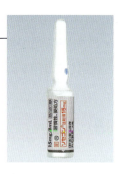

■ どんな薬？

　強力な鎮痛作用と弱いオピオイド拮抗作用を有する鎮痛薬。鎮痛作用および呼吸抑制作用には天井効果がある。また長期投与によって身体依存を生じうる。心筋収縮能を抑制し、末梢血管抵抗・血圧・心拍数・肺動脈圧・左室1回仕事係数を増加させるため、心筋梗塞や心不全患者では使用に注意が必要。

　最高鎮痛効果は筋注では1時間以内に、静注では15分以内に起こる。

　弱いオピオイド拮抗作用があるので、慢性的にオピオイド使用症例では退薬症状を誘発することもある。

剤形と投与方法の例
- 注射剤 15mg/1mL、30mg/1mL
- 麻酔前投薬、処置に対しての鎮痛薬のどちらで使用するときも成人では30〜60mgを筋注または静注で投与する。
- 1〜12歳の小児では皮下注あるいは筋注では1回1mg/kg、静注では0.5mg/kg投与する。

副作用
呼吸抑制、心筋収縮力抑制、血圧上昇、嘔気・嘔吐、退薬症状を伴う依存、けいれん、めまい

禁忌
ペンタゾシンに過敏症の既往のある患者

■ 血管内治療とどうかかわる？

　麻酔前投薬や鎮痛の補助として使用することができる。局所麻酔での処置中に痛みが強いときは、筋注または静注で使用する。また処置後の鎮痛にも使用できる。

■ 血管内治療で用いる際の注意ポイント

- 心筋収縮能を抑制し、末梢血管抵抗・血圧・心拍数・肺動脈圧・左室1回仕事係数を増加させるため、心筋梗塞の治療中には使用しない方がよい。
- 呼吸抑制もあるため、SpO$_2$モニターを使用して呼吸状態をしっかり監視する必要がある。

- 術後の鎮痛薬としてよく使われるが、退薬症状を伴う依存性を形成しやすいので、必要性があるかどうかを見極めて投与する必要がある。

治療前後でナースが気をつけること

- 心筋梗塞、心不全などの基礎疾患のある場合は特に注意が必要で、心電図、血圧をモニターで管理していく必要がある。
- 呼吸抑制もあるので、SpO_2モニターや呼吸状態に注意が必要。
- 成人の場合は比較的安易に筋注などで鎮痛薬として使用しやすいが、呼吸・循環への影響も少なくないことや依存性のあることに留意して使用する必要がある。

（大倉靖子、岩崎達雄）

1章	麻酔関連薬

4 鎮痛薬

20 モルヒネ（モルヒネ）

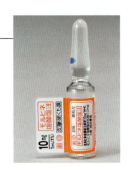

■ どんな薬？

　アヘンから精製される強オピオイドで、強い鎮痛作用を持つ。他のオピオイドと比較して散剤、錠剤、カプセル、顆粒、水剤、注射剤と剤形が豊富である。

　大脳皮質から延髄・脊髄に作用し、5～10mgの全身投与で運動中枢・意識・知覚に影響することなく鎮痛作用が現れる。呼吸・咳嗽中枢に作用し、呼吸抑制や鎮咳作用も持つ。また疼痛患者において多幸感をもたらす。投与量を増やすと、催眠作用が現れ、1回30mgの全身投与で深い睡眠に陥る。また延髄の嘔吐中枢を刺激して嘔気・嘔吐を起こすことがある。消化管においては蠕動運動を抑制し、消化液の分泌を減少させる。循環器系への作用としては血圧低下をきたす心筋収縮力抑制作用はないが、ヒスタミン遊離などによる末梢血管拡張に加えて、中枢では交感神経緊張低下や副交感神経緊張亢進の関与が考えられている。

　肝臓で代謝され、代謝産物のモルヒネ-6-グルクロニドはオピオイド受容体に作用して、強い鎮痛作用を示し、24時間までにほとんどが腎臓、10％程度が胆道系より排泄される。腎機能障害のある患者では排泄が遅れ、遷延性意識障害や呼吸抑制が生じることがある。

剤形と投与方法の例
- 様々な剤形があるが静注薬は10mg/1mL、50mg/5mLがある。
- 全身麻酔で使用する際は導入や維持で0.1～0.4mg/kg静注する。

副作用
- 延髄の呼吸中枢に対する直接作用で用量依存性に呼吸を抑制する。静注で呼吸抑制のピークは5～10分。
- 腎機能障害の患者では排泄遅延により、遅発性呼吸抑制がくることもある。
- 用量依存性に血圧低下をきたすことがある。
- 大量投与、急速投与によって筋硬直をきたすと補助呼吸が難しくなることもあり注意が必要。
- そのほかには嘔気・嘔吐、便秘、ヒスタミン遊離作用による蕁麻疹様発赤を認めることもあり。

禁忌
　重篤な呼吸抑制、気管支喘息発作中、重篤な肝障害、慢性肺疾患に続発する心不全、けいれん

状態、急性アルコール中毒、アヘンアルカロイドに対し過敏症、出血性大腸炎の患者

血管内治療とどうかかわる？

麻酔前投薬、局所麻酔や全身麻酔必要時の鎮痛薬として使用する。

血管内治療で用いる際の注意ポイント

- 鎮痛薬として強い効果があるが、呼吸抑制も強く、気道確保・呼吸管理ができていない症例では呼吸状態に注意が必要。
- 鎮静作用もあるので、大量に投与して主麻酔薬として使用することもあったが、血圧の変動が大きいため、現在は全身麻酔での鎮痛薬として使用する方がよい。
- 心筋抑制作用がないので、心機能低下症例の管理でも使用しやすい。

治療前後でナースが気をつけること

- 中枢に作用するため強い呼吸抑制や嘔吐中枢に作用して嘔気・嘔吐、交感神経緊張低下など様々な副反応がある。
- 筋硬直や呼吸抑制が強いので、呼吸状態やSpO$_2$モニター下でしっかり管理する必要がある。またバッグバルブマスクや気管挿管など気道確保、呼吸管理ができる準備をしておく必要がある。
- 呼吸抑制や血圧低下することがあるので、呼吸・循環のモニターをしっかりしておく必要がある。気道確保していない症例では気道確保、補助換気できる準備をしておく必要がある。
- 腎機能障害の患者では遅発性呼吸抑制がくることがあり、処置中だけでなく処置後12〜24時間はSpO$_2$モニターをしておく必要がある。

（大倉靖子、岩崎達雄）

1章 麻酔関連薬

4 鎮痛薬

21 アセリオ®（アセトアミノフェン）

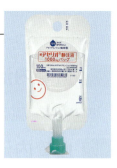

どんな薬？

　パラアミノフェノール誘導体に属する薬剤で、非ステロイド性抗炎症薬（NSAIDs）と同様にシクロオキシゲナーゼ（COX）を阻害するが、アセトアミノフェンは中枢でのみ阻害するため、副作用が少ない。末梢での抗炎症作用は弱い。視床下部の体温中枢に働き、体内の水分の移動と末梢血管の拡張作用によって発汗に伴う解熱と、痛みの閾値の上昇を引き起こし、鎮痛作用を発揮する。安全域が広く、新生児にも使用できる。呼吸・循環系にはほとんど作用しない。

剤形と投与方法の例
- 以前は錠剤と坐薬が主流だったが、現在は1,000mg/100mLの静注薬が発売されている。
- 鎮痛効果を期待する場合は1,000mg/100mLを15分で投与する。
- 体重が小さい場合や小児では1回15mg/kg、1日総量として60mg/kgまでに減量して使用。

副作用
- NSAIDsと同じように副作用があるとされているが、実臨床ではそれほど多くない。
- 過剰投与の際には、重篤な肝障害をきたすことがあり注意は必要である。

禁忌
　消化性潰瘍、重篤な血液の異常、重篤な肝障害、重篤な腎障害、重篤な高血圧、重篤な心機能障害、本薬剤に過敏症がある患者、アスピリン喘息または既往のある患者とされているが、NSAIDsほど頻度は多くないため、相対的禁忌でもよいとの意見もある。

血管内治療とどうかかわる？

　血管内治療での痛みに対しての鎮痛薬として使用する。静注薬もあるため、処置の最中や全身麻酔中でも使用できる。また中枢性の発熱時にも解熱作用を期待して使用することができる。

血管内治療で用いる際の注意ポイント

- 末梢血管拡張に伴う血圧低下をきたすことがあり、特に循環動態の不安定な患者では血圧などのモニターをしっかりして管理する必要がある。

- 過剰投与にならないよう、新生児や小児では投与量を確認する必要がある。
- 重篤な肝障害の報告があるため、肝機能障害では使いにくい印象があるが、過剰投与にならなければ肝機能障害患者でも使用可能。

治療前後でナースが気をつけること

- 末梢血管拡張作用があるので、それに伴う血圧低下に対して、血圧測定をしながらしっかり管理していく必要がある。
- 安全に使用しやすい薬剤であるが、過剰投与時の重篤な肝障害には注意が必要である。
- 低体重の患者や小児では投与量の確認が必要である。

（大倉靖子、岩崎達雄）

1章 麻酔関連薬

4 鎮痛薬

22 インドメタシン（インドメタシン）

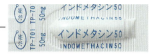

■ どんな薬？

　非ステロイド性抗炎症薬（NSAIDs）の一つで、シクロオキシゲナーゼ（COX）を抑制し、プロスタグランジンの合成を抑制することによって抗炎症、鎮痛、解熱作用を持つ。COXは胃粘膜、血小板、腎などにも存在し、COXの抑制により胃粘膜の障害や血小板凝集抑制、腎障害などをきたす。また新生児の動脈管を収縮させる作用も持つ。

剤形と投与方法の例
- カプセル、坐薬は鎮痛、抗炎症作用目的で使用される。
- 静注薬は保存療法が無効な動脈管開存症に対して使用する。

副作用
- 胃腸障害をきたし、潰瘍や穿孔まで至ることもあるため、胃粘膜保護薬を同時に内服することが推奨されている。
- 腎障害や血小板凝集抑制による出血傾向、発熱を抑制することで感染症の不顕性化も考慮しておく必要がある。

禁忌
　消化性潰瘍、重篤な血液の異常、重篤な肝障害、重篤な腎障害、重篤な心機能不全、重篤な高血圧、重篤な膵炎、本薬・サリチル酸系化合物に過敏症がある患者、アスピリン喘息または既往のある患者、妊婦または妊娠している可能性のある患者、動脈管を開存させておく必要のある患児、トリアムテレン（カリウム保持性利尿薬）を投与中の患者

■ 血管内治療とどうかかわる？

　血管内治療後の穿刺部の痛みなどへの鎮痛薬として使用する。治療後すぐは内服できないことも多く、坐薬で使用することが多い。また抗炎症作用や解熱作用を目的に使用することもある。

　動脈管を収縮させる作用があり、低出生体重児などの動脈管開存症に対して保存的には管理できないときに使用されることもある。逆に動脈管開存をしておく必要のある患児では使用できない。

血管内治療で用いる際の注意ポイント

- 鎮痛薬や抗炎症薬として効果は強いが、副作用も多数あり、患者の状態に合わせて投与を決める必要がある。
- 抗炎症作用や解熱、鎮痛作用のためにはカプセルか坐薬しかなく、投与経路が限られる。内服できない場合や坐薬投与できない場合には他のNSAIDsの使用を考慮する。
- 動脈管開存症の治療にもなるが、妊婦に投与すると早期に胎児の動脈管が収縮する可能性があり、使用には注意が必要。

治療前後でナースが気をつけること

- 早期に見られる副作用としては腎血流の低下による尿量減少があり、投与後は尿量に注意する。
- 痛みが緩和されることで血圧低下しやすくなることもあり、循環変動に注意して観察する必要がある。
- アスピリン喘息患者や妊婦など禁忌となる患者は比較的多く、事前に使用可能か確認しておく必要がある。

（大倉靖子、岩崎達雄）

1章 麻酔関連薬

4 鎮痛薬

23 ボルタレン®（ジクロフェナク）

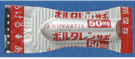

■ どんな薬？

　非ステロイド性抗炎症薬（NSAIDs）の一つで、インドメタシン（p.44）と同様の作用を持つ。急性炎症ではインドメタシンと同様かより強い抑制作用を持つ。また解熱、鎮痛作用もインドメタシンより強く、特に坐薬での使用では優れた解熱作用を示す。

　経口投与した場合より直腸内投与した場合のほうが最高血中濃度に達する時間がかなり短いため、早く効くが、半減期はほぼ同等である。

剤形と投与方法の例
　錠剤、坐薬、テープ剤などがある。

副作用
- インドメタシンと同様の胃腸障害、腎障害、血小板凝集抑制作用がある。
- ライ症候群を引き起こす可能性がある。
- 高齢者では体温低下や血圧低下などをきたすこともある。

禁忌
　消化性潰瘍、重篤な血液の異常、重篤な肝障害、重篤な腎障害、重篤な心機能不全、重篤な高血圧、重篤な膵炎、本薬・サリチル酸系化合物に過敏症がある患者、アスピリン喘息または既往のある患者、妊婦または妊娠している可能性がある患者、トリアムテレン（カリウム保持性利尿薬）を投与中の患者

■ 血管内治療とどうかかわる？

　インドメタシンと同じで鎮痛薬として用いることが多い。抗炎症作用や解熱作用でも使用する。

■ 血管内治療で用いる際の注意ポイント

- 過度の体温低下、血圧低下などが起こることがあり、高齢者や小児、循環動態が不安定な患者では少量から投与開始し、心電図、血圧などのモニター下で十分に監視していく必要がある。

治療前後でナースが気をつけること

- 血管内治療の際は坐薬で使用することが多いが、血圧低下をきたすこともあり、心電図や血圧を十分モニターしておく必要がある。
- 副作用や禁忌となる患者が多いため、患者の状態に合わせて投与の量を検討し、慎重に使用する必要がある。

（大倉靖子、岩崎達雄）

1章 麻酔関連薬

4 鎮痛薬

24 ロキソニン® (ロキソプロフェン)

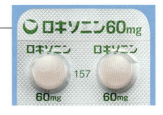

■ どんな薬？

非ステロイド性抗炎症薬（NSAIDs）の一つで、インドメタシン（p.44）、ジクロフェナク（p.46）同様に抗炎症作用、解熱・鎮痛作用がある。体内に吸収されてから薬理活性のある物質に変化し、効力を発揮するプロドラッグ型の薬剤であるため、他のNSAIDsより胃腸障害は少ない。

投与後50分で血中濃度は最高に達し、半減期は75分である。

剤形と投与方法の例
- 錠剤と貼付剤がある。
- 内服可能にならないと使用できない。貼付剤は血中にほとんど吸収されないので全身性の副作用は少ないとされている。

副作用
- 胃腸障害をきたし、潰瘍や穿孔まで至ることもあるため、胃粘膜保護薬を同時に内服することが推奨されている。
- 腎障害や血小板凝集抑制による出血傾向、発熱を抑制することで感染症の不顕性化も考慮しておく必要がある。

禁忌
消化性潰瘍、重篤な血液の異常、重篤な肝障害、重篤な腎障害、重篤な心機能不全、重篤な高血圧、重篤な膵炎のある患者、本薬・サリチル酸系化合物に過敏症がある患者、アスピリン喘息または既往のある患者、妊婦または妊娠している可能性がある患者、トリアムテレン（カリウム保持性利尿薬）を投与中の患者。

■ 血管内治療とどうかかわる？

他のNSAIDsと同様に鎮痛薬として使用する。錠剤か貼付剤しかないので、鎮痛として内服することが多く、処置後の鎮痛薬として使用することが多い。

メディカ出版の おススメ！

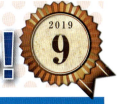
2019 9

新刊 看護管理

医療安全BOOKS8
看護師・医療従事者のだれもが陥るワナを解く
臨床事例で学ぶ
コミュニケーションエラーの"心理学的"対処法
病院内外の多職種連携でよく起こる事例を取り上げ、背景にある心理を14のパターンで分析。心の傾向がわかり、対人スキルが身につく！

伝達ミスを防ぐ多職種連携の必須スキル！

- 日本医療マネジメント学会／坂本 すが 監修　松尾 太加志／末永 由理 編著
- 定価（本体2,500円＋税）● A5判 ● 154頁 ● ISBN978-4-8404-6912-8 ● web 301050450

新刊 看護技術

看護管理者のための
「教え方」「育て方」講座
誰も教えてくれなかった 最強のファシリテーション＆コーチング術
ファシリテーションやコーチングのスキルを駆使した教授法・育成法を"いまさら聞けない"基礎から伝授！会話形式の解説でイメージしやすい！

たった3つのコツでスタッフ教育が変わる！

- 内藤 知佐子 著
- 定価（本体2,600円＋税）● A5判 ● 192頁 ● ISBN978-4-8404-6913-5 ● web 301020600

新刊 泌尿器学

オールカラー

泌尿器Care&Cure Uro-Lo別冊
骨盤臓器脱＆尿失禁
女性泌尿器科疾患の治療とケア
基礎知識から骨盤臓器脱の最新の治療・ケアまで網羅！ナース・医師をはじめ、多職種が連携して実践に即活用できる一冊！

女性泌尿器疾患の知識と治療を実践的に解説

- 谷口 珠実／加藤 久美子 編著
- 定価（本体5,500円＋税）● B5判 ● 208頁 ● ISBN978-4-8404-6910-4 ● web 302070610

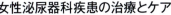

※消費税はお申し込み・ご購入時点での税率が適用となります。　web メディカ出版WEBサイト専用検索番号

苦手分野をバッチリ克服&スキルアップ！

心電図　オールカラー

12誘導心電図 よみ方マスター 基礎編
波形の異常から考える

「P波の形が変」「QRSの移行帯が変」など、"波形の変なところ"のよみ解き方をていねいに解説。心電図判読の基礎力が身につく！

波形のどこを見て何を考えるかがわかる！

■栗田 隆志 編著
●定価(本体3,000円+税) ●B5判 ●192頁 ●ISBN978-4-8404-6524-3　web 302140180

呼吸器　オールカラー

おもしろいほどスラスラわかって臨床につかえる！

オールカラー最新2版
尾﨑塾 血液ガス・酸塩基平衡教室

たとえ話と豊富な図解で臨床の必須知識から深い知識までわかりやすく解説！巻末の練習問題で知識を確実なものにでき、苦手意識も解消！

呼吸療法認定士試験対策にも最適！

■尾﨑 孝平 著
■諏訪 邦夫 監修
●定価(本体4,200円+税) ●B5判 ●296頁 ●ISBN978-4-8404-6547-2　web 302010241

手術・麻酔　オールカラー

オペナーシング2019年春季増刊
オペナースの？をいますぐ解決！

POWER UP！ 手術室の薬剤118

オペナースが知りたい薬剤を網羅！準備時&投与前・中・後の実践ポイント、注意点・対応方法を麻酔科医が徹底解説！

薬剤の特徴・使い分けの理由がわかる！

■武田 純三 監修
●定価(本体4,000円+税) ●B5判 ●248頁 ●ISBN978-4-8404-6636-3　web 130031950

透析　オールカラー

透析ケア別冊
どんな血管にも"うまく"刺せるコツを教えます！

透析穿刺スキルアップBOOK

穿刺を理論的に分析し、考えながら穿刺する方法を図や写真とともに解説した新人スタッフ必携の一冊！WEBでシャント音も聴ける！

書き込み式ワークシートのダウンロードつき！

■宮下 美子 編集
●定価(本体2,200円+税) ●B5判 ●112頁 ●ISBN978-4-8404-6542-7　web 302220580

治療前後でナースが気をつけること

- 全身麻酔中に使用する筋弛緩薬の中で最も使用頻度の高い薬剤である。
- 自発呼吸が喪失するため確実な気道確保、マスク換気、人工呼吸がなされているか確認する。
- $EtCO_2$（呼気終末炭酸ガス濃度）の検出、SpO_2の変化などが観察項目となりうる。
- 全身麻酔時に使用する薬剤の中でも筋弛緩薬のアナフィラキシーの報告は多く、頻脈、血圧低下、全身の皮疹などのアナフィラキシー様症状が見られた場合は筋弛緩薬を疑う必要がある。
- 投与量の調整のために筋弛緩モニターの使用が望ましい。

（佐倉考信、岩崎達雄）

1章 麻酔関連薬

5 筋弛緩薬

26 レラキシン（スキサメトニウム）

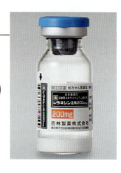

■ どんな薬？

　脱分極性の筋弛緩薬である。現在使用できる唯一の脱分極性筋弛緩薬であり、神経筋接合部に存在するアセチルコリン受容体を競合的に阻害することで筋弛緩を得る。薬理学的な特徴として作用発現が迅速で作用持続時間が短いことが挙げられる。近年はロクロニウム（p.50）の使用頻度が高く、臨床での使用頻度は減少している。

剤形と投与方法の例
- 注射剤
- 成人の気管挿管のための通常使用量は１mg/kgの静注（用時溶解）。

副作用
- 高カリウム血症による不整脈、心停止
- 悪性高熱による異常高体温、ミオグロビン尿、高二酸化炭素血症、代謝性アシドーシス
- 眼圧が5〜10mmHg上昇するため緑内障患者では注意。
- 頭蓋内圧が上昇するため頭蓋内圧亢進時には注意。
- スキサメトニウム投与後の筋線維束性れん縮の影響で筋肉痛を訴えることがある。

禁忌
悪性高熱の家族歴、重症熱傷、四肢麻痺、ジギタリス中毒

■ 血管内治療とどうかかわる？

　全身麻酔の導入時に筋弛緩を得るために主に使用される。作用発現が早くスキサメトニウム１mg/kgの投与１分後に気管挿管可能となる。投与後、筋線維束性れん縮という筋肉のピクピクとした動きが見られた後に筋弛緩作用が得られる。

■ 血管内治療で用いる際の注意ポイント

- 筋弛緩薬を投与すると自発呼吸が喪失するため、投与後は確実な気道確保・マスク換気・気管挿管による呼吸管理が必要となる。
- 悪性高熱の家族歴を有する患者での使用は禁忌であるため、使用前に家族歴を確認する。

- 高カリウム血症、眼圧上昇、頭蓋内圧上昇、不整脈、筋肉痛などにも注意が必要である。
- 心不全治療薬のジギタリス服用患者では血中カリウムが上昇する可能性があり使用できない。

治療前後でナースが気をつけること

- スキサメトニウム投与後、筋線維束性れん縮が見られた後に筋弛緩が得られ自発呼吸が停止する。適切な呼吸管理がなされているか$EtCO_2$（呼気終末炭酸ガス濃度）の検出、SpO_2の変化などを観察する。
- 筋線維束性れん縮は咬筋から始まり、上肢から下肢に向かうので、よく観察する。
- 高カリウム血症、不整脈の副作用があり心電図の変化がないか観察する。
- 悪性高熱の家族歴を有する患者、緑内障の患者、頭蓋内圧亢進状態の患者では投与禁忌となるため病歴聴取を確実に行う。

（佐倉考信、岩崎達雄）

1章 麻酔関連薬

5 筋弛緩薬

27 ダントリウム®（ダントロレン）

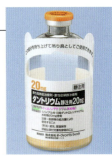

■ どんな薬？

　筋小胞体からカルシウムの放出を抑制して筋弛緩作用を示す。臨床現場では筋弛緩薬としてではなく、悪性高熱の治療薬として使用される。

剤形と投与方法の例
- 粉末
- 悪性高熱症に対しては、注射用水で溶解の後、初回1〜2mg/kg静注。症状が改善するまで1mg/kgずつ追加投与する。最高投与量は7mg/kg。
- 付属の注射用水で溶解して、溶解後6時間以内に使用する。

副作用
- 筋弛緩作用による呼吸抑制
- 嘔気・嘔吐などの消化器症状、イレウス

禁忌
　カルシウム拮抗薬服用患者では高カリウム血症による心室細動、循環虚脱等が現れることがある。

■ 血管内治療とどうかかわる？

　全身麻酔の合併症の一つである悪性高熱の治療薬として使用される。悪性高熱は遺伝的な素因を有する患者が、誘因となる麻酔薬に曝露されて生じる。誘因となる麻酔薬には揮発性吸入麻酔薬、筋弛緩薬スキサメトニウム（p.52）がある。1時間に2℃以上の体温上昇、ミオグロビン尿、高カリウム血症、心室性不整脈などが見られたとき悪性高熱を疑う。

■ 血管内治療で用いる際の注意ポイント

- 悪性高熱は致死的な合併症であり、速やかなダントロレンの投与が予後に寄与する。
- 溶解には付属の注射用水を用いる。生理食塩水では凝固するので溶解には使用できない。
- pH 9.0〜10.5とアルカリ性であるため単独ルートで投与する必要がある。

治療前後でナースが気をつけること

- 悪性高熱が疑われた際には直ちに投与できるように保管場所を確認しておく。
- 付属の注射用水で溶解するが、非常に溶解しづらい。振り混ぜ、溶液が透明なオレンジ色になったことを確認して使用する。

（佐倉考信、岩崎達雄）

1章 麻酔関連薬

6 拮抗薬

28 アネキセート®（フルマゼニル）

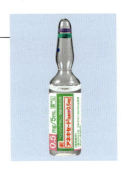

■ どんな薬？

　ベンゾジアゼピン系薬物の拮抗薬である。GABA受容体に接するベンゾジアゼピン受容体において拮抗薬として作用する。臨床的にはベンゾジアゼピン系薬物による鎮静、健忘、呼吸抑制に拮抗効果を示す。

剤形と投与方法の例
- 注射剤
- 0.2mgを緩徐に静注する。覚醒が得られないときは0.1mgずつ追加投与する。

副作用
- 急激な覚醒の結果、血圧上昇、不整脈、不穏などが見られることがある。
- 長期間ベンゾジアゼピン系薬物を投与されている患者では、本薬剤での拮抗によって興奮、けいれんなどの離脱症状が出現することがある。

禁忌
特になし

■ 血管内治療とどうかかわる？

　ベンゾジアゼピン系薬剤による鎮静、呼吸抑制の解除が必要と判断されたとき使用が考慮される。

■ 血管内治療で用いる際の注意ポイント

- フルマゼニルの半減期は約50分であり、多くのベンゾジアゼピン系薬物より短いため、フルマゼニル投与によって覚醒した場合は再鎮静が生じる可能性がある。
- 筋弛緩薬を用いた全身麻酔の終了時に使用する場合は、スガマデクス（p.60）の投与によって筋弛緩作用の消失を確認した後に投与する。
- フルマゼニルの投与によって鎮静、呼吸抑制の解除が得られない場合、オピオイドなどのベンゾジアゼピン系薬物以外の原因を考慮する。

治療前後でナースが気をつけること

- 急な覚醒のため興奮、不穏などが見られることがある。
- 多くのベンゾジアゼピン系薬物より半減期が短いため、再鎮静、呼吸回数の低下やSpO$_2$の低下などが生じないか観察が必要である。

(佐倉考信、岩崎達雄)

1章 麻酔関連薬

6 拮抗薬

29 ナロキソン（ナロキソン）

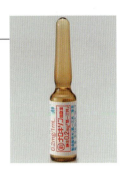

どんな薬？

オピオイド受容体（μ、κ、δ）においてオピオイドの作用を競合的に拮抗する薬である。オピオイドによる呼吸抑制、覚醒遅延に対して使用される。

剤形と投与方法の例
- 注射剤
- 0.02〜0.04mg静注し、患者の状態を見ながら適宜追加投与する。

副作用
- 急な覚醒による血圧上昇、頻脈、不整脈が見られることがある。
- 肺水腫の報告があり呼吸苦、酸素化の低下があれば投与を中止する。

禁忌
特になし

血管内治療とどうかかわる？

鎮痛薬として使用されたオピオイドによる呼吸抑制、覚醒遅延に対して用いられることがある。

血管内治療で用いる際の注意ポイント

- ナロキソンにより呼吸抑制が拮抗された後もオピオイドの作用時間によっては、呼吸抑制が再発することがあるので呼吸回数やSpO_2の変化に注意が必要である。
- 用量を調節することで、オピオイドによる鎮痛に対しては拮抗せずに呼吸抑制を拮抗することがポイントとなる。
- ナロキソンの投与によって鎮静、呼吸抑制の解除が得られない場合、ベンゾジアゼピン系薬物などのオピオイド以外の原因を考慮する。

治療前後でナースが気をつけること

- オピオイドによる鎮痛作用が拮抗された場合、患者が疼痛を訴える可能性がある。
- 一旦呼吸抑制が拮抗された後に、呼吸抑制が再発する可能性があるので、呼吸回数、SpO₂の変化、覚醒状態など十分患者を観察する必要がある。

（佐倉考信、岩崎達雄）

1章 麻酔関連薬
6 拮抗薬
30 ブリディオン®（スガマデクス）

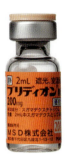

■ どんな薬？

ロクロニウム（p.50）などの筋弛緩薬の拮抗薬である。ロクロニウムなどと非可逆的に結合し、その薬理作用を失活させる。スキサメトニウム（p.52）に対しては効果が弱い。患者の筋弛緩の状態に応じて必要投与量が異なる。

剤形と投与方法の例
- 注射剤
- 浅い筋弛緩状態では2mg/kg、深い筋弛緩状態では4mg/kg静注する。

副作用
頻脈、血圧低下、全身の皮疹、気管支れん縮による低酸素血症などのアナフィラキシー様症状

禁忌
本薬剤でのアレルギー歴のある患者。

■ 血管内治療とどうかかわる？

全身麻酔中に使用したロクロニウムなどの筋弛緩薬の作用を拮抗するために用いられる。

■ 血管内治療で用いる際の注意ポイント

- 筋弛緩モニターを用いて患者の筋弛緩状態を評価して投与量を決める。浅い筋弛緩状態（筋弛緩モニターにおいて四連刺激による2回目の収縮反応を確認後）では2mg/kg、深い筋弛緩状態（筋弛緩モニターにおいてポスト・テタニック・カウント刺激による1～2回の出現を確認後）では4mg/kgの投与となる。
- ロクロニウムの挿管用量投与直後の緊急に筋弛緩を拮抗したい場合は16mg/kgのスガマデクスを投与する。
- 自発呼吸の再開が確認されるまで人工呼吸器での呼吸管理を行う。

治療前後でナースが気をつけること

- 筋弛緩状態によって投与量が異なるので、四肢や体幹の動き、バッキングの有無などで筋弛緩作用の評価を行い、さらに筋弛緩モニターの装着が適切に行われているか確認する。
- スガマデクスによる筋弛緩の拮抗後、筋弛緩薬効果が再出現（再クラーレ化）することがある。投与後も患者の経過観察が必要で、酸素化の悪化、体動の低下などが見られないか観察する。
- アナフィラキシーの副作用があり、頻脈、血圧低下、皮疹の出現などないか観察する。

（佐倉考信、岩崎達雄）

1章 麻酔関連薬

7 局所麻酔薬

31 リドカイン（リドカイン）

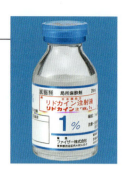

■ どんな薬？

　局所麻酔薬として様々な用途で使用される。神経膜のナトリウムチャネルをブロックし、神経における活動電位の伝導を可逆的に抑制して知覚神経、運動神経を遮断する。硬膜外麻酔、伝達麻酔、浸潤麻酔などで使用される。神経毒性があり、脊髄くも膜下麻酔ではほとんど使用されない。様々な濃度のものが存在する。また、作用時間の延長、局所の止血の目的で、アドレナリンが添加されたものを使用することがある。

剤形と投与方法の例
- 注射剤
- 基準最高用量（1回200mg）を超えない用量で硬膜外麻酔、脊髄くも膜下麻酔、伝達麻酔、浸潤麻酔として使用される。

副作用
　局所麻酔薬中毒の初期症状として不安、興奮、口周囲の知覚麻痺、舌の痺れ、ふらつき、耳鳴り、振戦などが現れる。症状が進行すると意識障害、全身けいれんをきたす。

禁忌
　本剤に対して過敏症の既往歴のある患者、ショック患者、注射部位またはその周辺に炎症のある患者、敗血症の患者

■ 血管内治療とどうかかわる？

　硬膜外麻酔を施行する血管内治療の際に投与される。また穿刺部の浸潤麻酔として使用される。作用時間の延長、局所の止血の目的で、アドレナリンが添加されたものを使用することが多い。

■ 血管内治療で用いる際の注意ポイント

- 成人に対してリドカイン1回200mgが基準最高用量となっている。
- 血管内投与できないため注入する前に必ず血液がシリンジに引けてこないか確認する。
- いずれの方法で使用した際も局所麻酔薬中毒に注意が必要であり、症状としてショック・徐

脈・不整脈・血圧低下・呼吸抑制・チアノーゼ・意識障害を生じ、稀に心停止をきたす。
- 中枢神経症状として不安、興奮、口周囲の知覚麻痺、舌の痺れ、耳鳴り、振戦などが現れ、進行すると全身けいれんが現れる。
- 局所麻酔薬中毒の治療として、脂肪乳剤（イントラリポス®）が有効とされている。

治療前後でナースが気をつけること

- 様々な用途で最も頻用される局所麻酔薬である。
- 用途によって様々な濃度が使用されるため、必ず使用する濃度を確認する。
- 異常な興奮、不安や口周囲の知覚麻痺、舌の痺れの訴え、全身けいれんなど局所麻酔薬中毒を疑う症状が出現しないか慎重に観察する。
- アドレナリンが添加されている場合、血管内投与されると頻脈が見られる。
- 硬膜外麻酔として投与された場合、運動神経麻痺が見られることがあり、膝立てができない、歩けない、立てないなどの症状に注意が必要である。

（佐倉考信、岩崎達雄）

1章 麻酔関連薬

7 局所麻酔薬

32 メピバカイン（メピバカイン）

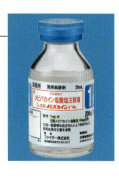

■ どんな薬？

　神経膜のナトリウムチャネルをブロックし、神経における活動電位の伝導を可逆的に抑制して知覚神経、運動神経を遮断する。硬膜外麻酔、脊髄くも膜下麻酔、伝達麻酔、浸潤麻酔などで使用される。様々な濃度のものが存在する。また、作用時間の延長、局所の止血の目的で、アドレナリンが添加されたものを使用することがある。

剤形と投与方法の例
- 注射剤
- 基準最高用量（7mg/kg）を超えない用量で硬膜外麻酔、脊髄くも膜下麻酔、伝達麻酔、浸潤麻酔として使用される。

副作用
　局所麻酔薬中毒の初期症状として不安、興奮、口周囲の知覚麻痺、舌の痺れ、ふらつき、耳鳴り、振戦などが現れる。症状が進行すると意識障害、全身けいれんをきたす。

禁忌
　本剤に対して過敏症の既往歴のある患者、ショック患者、注射部位またはその周辺に炎症のある患者、敗血症の患者

■ 血管内治療とどうかかわる？

　硬膜外麻酔を施行する血管内治療の際に投与される。また穿刺部の浸潤麻酔として使用される。通常単回投与の場合は、2時間から2.5時間以内の手術に適している。作用時間の延長、局所の止血の目的で、アドレナリンが添加されたものを使用することがある。

■ 血管内治療で用いる際の注意ポイント

- 成人に対してメピバカイン7mg/kgが単回基準最高用量とされている。
- 血管内投与できないため注入する前に必ず血液がシリンジに引けてこないか確認する。
- 血管内投与、過量投与された場合、局所麻酔薬中毒に注意が必要であり、症状としてショック・徐脈・不整脈・血圧低下・呼吸抑制・チアノーゼ・意識障害を生じ、稀に心停止をきた

す。
- 中枢神経症状として不安、興奮、口周囲の知覚麻痺、舌の痺れ、耳鳴り、振戦などが現れ、進行すると全身けいれんが現れる。使用後は注意して観察する必要がある。
- 局所麻酔薬中毒の治療として脂肪乳剤（イントラリポス®）が有効とされている。

治療前後でナースが気をつけること

- 用途によって様々な濃度が使用されるため、必ず使用する濃度を確認する。
- 異常な興奮、不安や口周囲の知覚麻痺、舌の痺れの訴え、全身けいれんなど局所麻酔薬中毒を疑う症状が出現しないか慎重に観察する。
- アドレナリンが添加されている場合、血管内投与されると頻脈が見られる。
- 硬膜外麻酔として投与された場合、運動神経麻痺が見られることがあり、膝立てができない、歩けない、立てないなどの症状に注意が必要である。

（佐倉考信、岩崎達雄）

1章 麻酔関連薬

7 局所麻酔薬

33 マーカイン®（ブピバカイン）

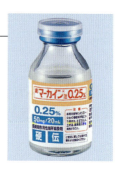

■ どんな薬？

　神経膜のナトリウムチャネルをブロックし、神経における活動電位の伝導を可逆的に抑制して知覚神経、運動神経を遮断する。硬膜外麻酔、脊髄くも膜下麻酔、伝達麻酔、浸潤麻酔などで使用される。

　局所麻酔薬の中では、作用時間の最も長い薬物の1つである。近年は脊髄くも膜下麻酔時に使用されることが多く、等比重製剤と高比重製剤がある。また、濃度の異なる製剤が複数存在する。

剤形と投与方法の例
- 注射剤
- 脊髄くも膜下麻酔時に投与する場合、ブピバカイン10〜20mg（2〜4mL）を投与する。
- 硬膜外麻酔、伝達麻酔、浸潤麻酔として投与する場合、2mg/kgを超えない量を投与する。

副作用
　局所麻酔薬中毒の初期症状として不安、興奮、口周囲の知覚麻痺、舌の痺れ、ふらつき、耳鳴り、振戦などが現れる。症状が進行すると意識障害、全身けいれんをきたす。

禁忌
　本剤に対して過敏症の既往歴のある患者、ショック患者、注射部位またはその周辺に炎症のある患者、敗血症の患者

■ 血管内治療とどうかかわる？

　硬膜外麻酔を施行する血管内治療の際に投与される。また穿刺部の浸潤麻酔として使用される。

■ 血管内治療で用いる際の注意ポイント

- 硬膜外麻酔、浸潤麻酔として使用する場合、ブピバカイン2 mg/kgの投与が単回基準最高用量とされる。
- 血管内投与できないため注入する前に必ず血液がシリンジに引けてこないか確認する。

- 中毒量に達したとき、血圧低下、不整脈、心停止などの心毒性や意識障害、全身けいれんなどの中枢神経毒性が強く現れることがある。
- 局所麻酔薬中毒の治療として脂肪乳剤（イントラリポス®）が有効とされている。

治療前後でナースが気をつけること

- 用途によって様々な濃度が使用されるため、必ず使用する濃度を確認する。
- 異常な興奮、不安や口周囲の知覚麻痺、舌の痺れの訴え、全身けいれんなど局所麻酔薬中毒を疑う症状が出現しないか慎重に観察する。
- 硬膜外麻酔として投与された場合、運動神経麻痺が見られることがあり、膝立てができない、歩けない、立てないなどの症状に注意が必要である。
- 脊髄くも膜下麻酔として使用する際には等比重製剤と高比重製剤のどちらを使用するか確認する。

（佐倉考信、岩崎達雄）

1章 麻酔関連薬

7 局所麻酔薬

34 ポプスカイン®
（レボブピバカイン）

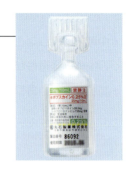

■ どんな薬？

　神経膜のナトリウムチャネルをブロックし、神経における活動電位の伝導を可逆的に抑制して知覚神経、運動神経を遮断する。ブピバカインの2つの光学異性体のうちS（-）体のみを製剤化したものである。主に硬膜外麻酔、伝達麻酔で使用される。

　知覚神経遮断作用は、ブピバカイン（p.66）と同様でロピバカイン（p.70）よりも強く、運動神経遮断作用は、ブピバカインより弱くロピバカインより強い。

　濃度の異なる製剤が複数存在する。

剤形と投与方法の例
- 注射剤
- 1回20mL（レボブピバカインとして150mg）までを硬膜外腔に投与する。
- 術後鎮痛として使用する場合、0.125〜0.25％レボブピバカインを4〜6mL/hrで硬膜外腔に持続投与する。

副作用
　局所麻酔薬中毒の初期症状として不安、興奮、口周囲の知覚麻痺、舌の痺れ、ふらつき、耳鳴り、振戦などが現れる。症状が進行すると意識障害、全身けいれんをきたす。

禁忌
　本剤に対して過敏症の既往歴のある患者、ショック患者、注射部位またはその周辺に炎症のある患者、敗血症の患者

■ 血管内治療とどうかかわる？

　硬膜外麻酔を施行する血管内治療の際に投与される。疼痛遮断域、年齢・身長・体重、全身状態などにより適宜投与量を調節する。

　レボブピバカインに血管収縮薬（アドレナリン）を添加しても、作用持続時間の延長および麻酔鎮痛効果の増強は認められない。

血管内治療で用いる際の注意ポイント

- 血管内投与できないため注入する前に必ず血液がシリンジに引けてこないか確認する。
- 血管内投与、過量投与された場合、局所麻酔薬中毒に注意が必要であり、症状としてショック・徐脈・不整脈・血圧低下・呼吸抑制・チアノーゼ・意識障害を生じ、稀に心停止をきたす。
- 中枢神経症状として不安、興奮、口周囲の知覚麻痺、舌の痺れ、耳鳴り、振戦などが現れ、進行すると全身けいれんが現れる。
- 局所麻酔薬中毒の治療として脂肪乳剤（イントラリポス®）が有効とされている。
- 他の局所麻酔薬と比較してショック、不整脈、心停止などの心毒性が強い。

治療前後でナースが気をつけること

- 用途によって様々な濃度が使用されるため、必ず使用する濃度を確認する。
- 濃度を薄めるために生理食塩水での希釈を要することがある。
- 異常な興奮、不安や口周囲の知覚麻痺、舌の痺れの訴え、全身けいれんなど局所麻酔薬中毒を疑う症状が出現しないか慎重に観察する。
- 硬膜外麻酔として投与された場合、運動神経麻痺が見られることがあり、膝立てができない、歩けない、立てないなどの症状に注意が必要である。

（佐倉考信、岩崎達雄）

1章 麻酔関連薬

7 局所麻酔薬

35 アナペイン®（ロピバカイン）

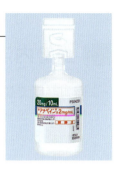

■ どんな薬？

　神経膜のナトリウムチャネルをブロックし、神経における活動電位の伝導を可逆的に抑制して知覚神経、運動神経を遮断する。硬膜麻酔、伝達麻酔、浸潤麻酔として使用される。

　中枢神経毒性はブピバカイン（p.66）より弱く、レボブピバカイン（p.68）と同等である。心毒性においてもブピバカイン、レボブピバカインと比較して弱いとされている。

　濃度の異なる製剤が複数存在する。

剤形と投与方法の例
- 注射剤
- 1回150mgまでを硬膜外腔に硬膜外麻酔として投与する。
- 浸潤麻酔薬として局所に注射される。

副作用
　局所麻酔薬中毒の初期症状として不安、興奮、口周囲の知覚麻痺、舌の痺れ、ふらつき、耳鳴り、振戦などが現れる。症状が進行すると意識障害、全身けいれんをきたす。

禁忌
　本剤に対して過敏症の既往歴のある患者、ショック患者、注射部位またはその周辺に炎症のある患者、敗血症の患者

■ 血管内治療とどうかかわる？

　硬膜外麻酔を施行する血管内治療の際に投与される。また穿刺部の浸潤麻酔として使用されることもある。麻酔力価はブピバカイン、レボブピバカインより低く、ブピバカインおよびレボブピバカインの1.5倍程度の濃度を使用すれば、同等の麻酔効果を得ることができる。

■ 血管内治療で用いる際の注意ポイント

- 血管内投与できないため注入する前に必ず血液がシリンジに引けてこないか確認する。
- 血管内投与、過量投与された場合、局所麻酔薬中毒に注意が必要であり、症状としてショック・徐脈・不整脈・血圧低下・呼吸抑制・チアノーゼ・意識障害を生じ、稀に心停止をきたす。

- 中枢神経症状として不安、興奮、口周囲の知覚麻痺、舌の痺れ、耳鳴り、振戦などが現れ、進行すると全身けいれんが現れる。
- 局所麻酔薬中毒の治療として脂肪乳剤（イントラリポス®）が有効とされている。

治療前後でナースが気をつけること

- 用途によって様々な濃度が使用されるため、必ず使用する濃度を確認する。
- 濃度を薄めるために生理食塩水での希釈を要することがある。
- 異常な興奮、不安や口周囲の知覚麻痺、舌の痺れの訴え、全身けいれんなど局所麻酔薬中毒を疑う症状が出現しないか慎重に観察する。
- 硬膜外麻酔として投与された場合、運動神経麻痺が見られることがあり、膝立てができない、歩けない、立てないなどの症状に注意が必要である。

（佐倉考信、岩崎達雄）

2章 緊急時に用いる薬剤

2章 緊急時に用いる薬剤

1 昇圧薬・強心薬

1 ボスミン® (アドレナリン)

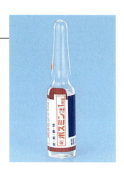

■ どんな薬？

　アドレナリン受容体作動薬として、α受容体、β受容体それぞれに作用することで、血管収縮作用、心収縮増強をもたらす。そのため、心停止および、ショック患者に対する補助治療として用いられる。一方で、アドレナリンには血圧上昇作用に加えて、気道浮腫の軽減および気管支の拡張作用を持つことから、アナフィラキシーショックに対して第一選択として用いられる。
　アドレナリンの作用は投与量、投与方法等に影響を受けやすいので注意する必要がある。

剤形と投与方法の例

心停止に対する蘇生時に使用する場合

- アドレナリンとして、1回1mgを静注し、生食20mLで後押しをする。
- 心停止の状態が続いていれば、心肺蘇生アルゴリズム※に従い、3〜5分後に繰り返し投与する。

　※ Adult Cardiac Arrest Algorithm（2015 AHA ECC Guideline Highlights）

アナフィラキシーに対して使用する場合

- 大腿中央部の前外側にアドレナリンを以下の用量で筋肉内注射する。
- 用量：成人0.3mg、小児0.01mg/kg（必要時5〜15分後繰り返し投与）

副作用

- 肺水腫（初期症状：血圧異常上昇）
- 呼吸困難
- 心停止（初期症状：頻脈、不整脈、心悸亢進、胸内苦悶）

禁忌

- 添付文書上、いくつかの禁忌項目が記載されているが、心停止時やアナフィラキシーショック時においては、躊躇することなく投与することが必要である。
- ブチロフェノン系向精神薬などα-遮断作用のある薬物を投与中の患者においては、$β_2$刺激作用が強く現れ、血圧が低下することがあるため、代わりにノルアドレナリンの投与を選択する。

血管内治療とどうかかわる？

　血管内治療中に、心停止となった場合には、通常の心肺停止と同様にガイドラインに示された救命蘇生行為を行う必要がある。胸骨圧迫の継続および電気的除細動を行っても心拍再開が得られない場合には、アドレナリン（1mg）の静注を行い、蘇生術を継続する。

　また、造影剤投与数分～数時間後に、皮膚または粘膜症状を伴って、呼吸器症状の訴えや血圧低下があった場合には、造影剤によるアナフィラキシーを疑い、速やかにアドレナリンの投与を行う必要がある。

血管内治療で用いる際の注意ポイント

- 過度の昇圧反応を起こすことがあり、急性肺水腫、不整脈、心停止等を起こすおそれがあるので、過量投与にならないよう注意する。
- 患者が心停止に至った時の心電図波形が、心室頻拍・心室細動であった場合にはただちに電気的除細動を行う。その後、胸骨圧迫を継続し、2分後のリズムチェックの際にも同様の波形であった場合には、アドレナリンの静注を行うとともに、体外循環を用いた心肺蘇生術（ECPR）に移行することを考慮する。
- 心停止時の波形が電気的除細動の適応のないAsystole（心静止）やPEA（無脈静電気活動）であった場合には、胸骨圧迫とともに早期にアドレナリンを投与し、原因検索を行う。
- 末梢静脈から投与する際には、アドレナリン投与後、上肢の挙上およびルートの後押しを行うことを忘れてはならない。

治療前後でナースが気をつけること

- アドレナリン投与後には、血圧が著明に上昇し、二次的に心不全・肺水腫を生じることがある。また、心拍数の増加および頻脈性の不整脈にも注意する必要がある。
- アドレナリンを投与する状況（心停止・アナフィラキシーショック時）においては、冷静な判断が困難となる場合があるので、声出しによる指示確認を徹底し、時間的経過を把握することに努める。

（戸田洋伸、西井伸洋）

2章 緊急時に用いる薬剤

1 昇圧薬・強心薬

2 ノルアドリナリン®
（ノルアドレナリン）

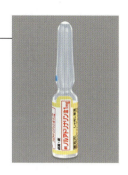

■ どんな薬？

内因性カテコラミンであり、強力なα₁作用（血管収縮）とβ₁作用（心収縮増強）を持つ神経伝達物質であり、各種疾患もしくは状態に伴う急性低血圧またはショック時の補助治療に用いられる。陽性変力作用（心筋の収縮力を強める作用）と陽性変時作用（心拍数を上昇させる作用）を示す。

剤形と投与方法の例

持続静注

- 成人：通常0.01～0.2μg/kg/minであるが、さらに高用量が必要なこともある。血圧を経時的に測定し、適宜調節する。（例：5A＋生食45mL⇒1mL/hで0.03μg/kg/min）
- 小児：小児の心肺蘇生後の低血圧では0.1μg/kg/minから開始し、目標とする血圧が得られるまで漸増する（最高2μg/kg/min）ことが勧められる。

副作用

- 循環器症状（心悸亢進、胸内苦悶、不整脈、肺水腫による呼吸困難など）
- 血圧異常上昇に伴う状態（頭痛、脳出血など）
- 消化器：悪心・嘔吐
- その他：不安、振戦、羞明、悪寒など

禁忌

- ハロゲン含有吸入麻酔剤や他のカテコラミン製剤投与中の患者（相互作用）
- コカイン中毒
- 心室頻拍・心室細動

■ 血管内治療とどうかかわる？

全身麻酔を要さない多くのカテーテル手技の中で、血圧を維持することは、安全かつ質の高いカテーテル手技を行うために欠かせない。特に、PCIの手技中に生じる血圧低下は冠血流を低下させ、心筋虚血の原因となる。ノルアドレナリンは、アドレナリンやドパミン・ドブタミンといった他のカテコラミンと異なり、β₁作用が弱いため、心筋虚血および不整脈を誘発しにくく、

血圧上昇効果を得ることができる。

血管内治療で用いる際の注意ポイント

- 種々のショック（心原性、敗血症など）や急性低血圧に対して昇圧目的で使用されるが、あくまで補助治療であることを忘れてはならない。
- 血圧低下の原因が、重篤な出血性合併症（穿刺部合併症）や心タンポナーデによるものであれば、ノルアドレナリンによる血管収縮作用は逆効果となることがあるため、まずは輸液・輸血による容量負荷を行い、適切な処置（止血術や、心タンポナーデに対する心嚢ドレナージなど）を行う必要がある。
- 過度の昇圧反応を起こすことがあり、急性肺水腫、不整脈、心停止等を起こすおそれがあるので、過量投与にならないよう注意すること。

治療前後でナースが気をつけること

- ノルアドレナリンの投与が必要となる状況においては、常に患者の意識レベルと呼吸状態に注意を払い、中心静脈カテーテルなどの確実な静脈ラインを確保する。
- ノルアドレナリンの血圧上昇作用は強く、投与量によって大きく血圧変動をきたすため、観血的動脈圧測定が望ましい。
- ノルアドレナリンの作用は一過性で、血圧上昇作用は投与中止1〜2分以内に消失するため、中止後もしばらくはバイタルの変動に注意を払う。
- 血管内治療の際には、持続静注のみならず、単回静注で用いる場合もある。各施設において、希釈方法、投与量を設定して、投与ミスが起こらないように注意する。

（戸田洋伸、西井伸洋）

2章 緊急時に用いる薬剤

1 昇圧薬・強心薬

3 イノバン®（ドパミン）

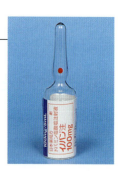

■ どんな薬？

　ドパミンは、強心薬に分類される。主に収縮期血圧の低下した心原性肺水腫や心原性ショックに対して用いるが、投与量別に効果が変遷する薬剤である。

- 低用量（3μg/kg/min以下）では、ドパミンシナプス後（DA1）受容体刺激を介して腎血流増加による利尿効果を示す。
- 中等量（3〜5μg/kg/min）では、$β_1$受容体刺激作用による陽性変力作用（心筋の収縮力を強める作用）や心拍数増加による心拍出量増加効果を示す。
- 高用量（5μg/kg/min以上）では、$α_1$受容体刺激作用による血管収縮・血圧上昇作用を示す。

剤形と投与方法の例

- 注射剤
- ドパミンには、100mg/5mLのアンプル、200mg/200mLや600mg/200mLのバッグ製剤や、50mg/50mLや150mg/50mLのシリンジ製剤がある。
- アンプルは生理食塩水や5％ブドウ糖液で希釈して用いる。
- 投与目的によって初期投与量が異なり、医師に確認が必要だが、体重50kgの患者さんだと600mg/200mLのバッグ製剤を用い、5mL/hrで投与した場合、5μg/kg/minとなっており比較的わかりやすい。

副作用

　不整脈（期外収縮、心房細動、致死性不整脈を含む）、麻痺性イレウス、四肢冷感、静脈炎など

禁忌

　褐色細胞腫

■ 血管内治療とどうかかわる？

　様々な原因による血圧低下時に使用されることが多い。ただし、血圧上昇が可能となる高用量で投与した場合に致死性不整脈（心室頻拍や心室細動）を引き起こす可能性もあり、背景に心疾

患（特に心筋虚血が残存している場合や心機能が高度に低下している場合）を持つ症例には注意が必要である。

　広範囲の急性心筋梗塞による心原性ショック・蘇生後の症例で、虚血が残存していても血圧維持のために補助循環とともに使用されることがあるが、昇圧効果はノルアドレナリンの方が強く、ノルアドレナリンが優先的に用いられることが多い。

血管内治療で用いる際の注意ポイント

- 高用量の投与で致死性不整脈や上室性の頻脈を起こすことがあり、注意が必要である。
- 状況によるが、血圧低下時には5μg/kg/min以上の初期投与量が必要になることもある。
- 不整脈を起こす可能性があり、脈拍・血圧・酸素飽和度などは持続的にモニタリングすることが望ましい。

治療前後でナースが気をつけること

- 心電図や血圧、酸素飽和度などを持続的にモニタリングする必要がある。
- なるべく太い静脈ラインからの投与が推奨され、特に末梢ルートからの投与時には点滴漏れや静脈炎にも注意が必要である。

（吉田雅言、西井伸洋）

2章 緊急時に用いる薬剤

1 昇圧薬・強心薬

4 ドブトレックス®
（ドブタミン）

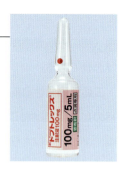

■ どんな薬？

　ドブタミンは、強心薬に分類される。$β_2$受容体刺激作用による血管拡張作用もあるため、主に収縮期血圧が比較的保たれた低心拍出性心不全が適応となる。

　他剤に比して$β_1$受容体刺激作用による陽性変力作用（心筋の収縮力を強める作用）は強いが、上記の通り血管拡張作用により血圧が低下することもあるため投与には慎重を要する。

剤形と投与方法の例
- 注射剤
- ドブタミンには、100mg/5mLのアンプル、200mg/200mLや600mg/200mLのバッグ製剤や、50mg/50mLや150mg/50mLのシリンジ製剤がある。
- アンプルは生理食塩水や5％ブドウ糖液で希釈して用いる。
- 投与目的によって初期投与量が異なり、医師に確認が必要だが、体重50kgの患者さんだと600mg/200mLのバッグ製剤を用い、5mL/hrで投与した場合、5μg/kg/minとなっており比較的わかりやすい。

副作用
　不整脈（期外収縮、心房細動、致死性不整脈を含む）、心停止、心筋梗塞、ストレス心筋症など

禁忌
　褐色細胞腫や閉塞性肥大型心筋症の症例では禁忌である。

■ 血管内治療とどうかかわる？

　心収縮力を高めて心拍出量を増加させることがこの薬剤の投与目的であり、ドパミンと比べて単純に血圧上昇にはつながらない。

　血管内治療時に新たに投与されることはあまりないと思われる。むしろ、左室補助デバイス（LVAD）の回転数調整やオフテスト時にカテーテル室で調整を行う必要がある症例や、拡張型心筋症でドブタミン投与でも循環が保たれずにカテーテル室で補助循環装置を追加する、などの状況ですでに投与されている場面に遭遇する可能性が高い。

血管内治療で用いる際の注意ポイント

- 高用量の投与で致死性不整脈や上室性の頻脈を起こすことがあり、注意が必要である。
- 新たに追加する場合には、ドブタミンによって血圧低下が起こることもあり、ノルアドレナリンとの併用も考慮される。

治療前後でナースが気をつけること

- 心電図や血圧、酸素飽和度などを持続的にモニタリングする必要がある。
- なるべく太い静脈ラインからの投与が推奨されている。

（吉田雅言、西井伸洋）

2章 緊急時に用いる薬剤

1 昇圧薬・強心薬

5 ネオシネジン
（フェニレフリン）

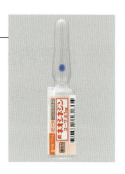

■ どんな薬？

　フェニレフリンは、各種疾患もしくは状態に伴う急性低血圧またはショック時の補助治療に用いられる薬剤である。選択的α₁受容体刺激薬であり、交感神経末梢刺激による末梢血管の収縮によって昇圧作用を示す。頻脈をほとんど起こすことなく末梢血管抵抗を増大させ、心臓に対して後負荷をかけて拡張期血圧・収縮期血圧を上昇させると同時に冠血流量を増やすため、心疾患の患者にも使いやすい薬剤である。特に麻酔においては、頻脈や不整脈を起こしやすい人に対して血圧を上げるのにフェニレフリンは有用である。

剤形と投与方法の例

- 注射剤

静脈内注射

　フェニレフリンとして、通常成人1回0.2mgを注射液そのまま、または約10mLの生理食塩液、リンゲル液もしくは5％ブドウ糖液等に混入して静脈内注射する。なお、年齢、症状により適宜増減するが、その範囲は0.1~0.5mgとする。

点滴静脈内注射

　100mLの血液、リンゲル液または5％ブドウ糖液等に対し、フェニレフリンとして0.5~1.0mgの割合で混入し、血圧を測定しながら増減し点滴静注する。

副作用

　主な副作用症状は頭痛（3.13％）、手足のしびれ感・ふるえ感（1.30％）、紅疹（0.78％）があるが、そのほか発疹、胸内苦悶、呼吸困難、心悸亢進、徐脈、血圧異常上昇、頭痛、悪心・嘔吐、発汗などがある。

禁忌

- 心室性頻拍のある患者（症状を悪化させるおそれがある）
- 本剤の成分に対し過敏症の既往歴のある患者

■ 血管内治療とどうかかわる？

　血管内治療の手技中に急激な血圧低下をきたした際に用いられることがあるが、主に麻酔中に

使用することが多い。

血管内治療で用いる際の注意ポイント

- 静脈内に投与する場合には、血圧の異常上昇をきたさないよう慎重に投与する。
- 過度の血圧上昇が生じた場合には、α遮断薬（フェントラミン等）の使用を考慮する。
- 点滴静注で大量の注射液が血管外に漏出した場合、局所の虚血性壊死が現れることがあるので注意する。

治療前後でナースが気をつけること

- 急激な血圧低下の際に使用することがあるため、薬剤の場所や使用方法、投与方法などについて事前に把握し理解しておく必要がある。
- 投与後も血圧をモニタリングし、異常上昇の兆候をいち早く報告する。

（三好章仁、西井伸洋）

2章	緊急時に用いる薬剤
6	1 昇圧薬・強心薬 **エフェドリン**（エフェドリン）

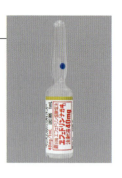

どんな薬？

　エフェドリンは、気管支喘息、喘息性気管支炎、急性気管支炎など上気道疾患に伴う咳嗽や、鼻粘膜の充血・腫脹、麻酔時の血圧降下時に用いられる薬剤である。化学構造、薬理作用はアドレナリンと類似しており、作用機序は、α、β受容体の直接刺激作用、交感神経終末からのカテコールアミン遊離作用、再取込み阻害、MAO（モノアミン酸化酵素）阻害などがある。

　エフェドリンの作用はアドレナリンと類似しているが、昇圧作用はアドレナリンの1/100～1/200にすぎないものの、5～10倍持続的であるとされている。

剤形と投与方法の例

- 注射剤

皮下注射

　ℓ-エフェドリン塩酸塩として、通常成人1回25～40mgを皮下注射する。

静脈内注射

　本剤1アンプル（40mg/1mL）を9mLの生理食塩液と混合して計10mL（4mg/1mL）とし、1回1～2mL（4～8mg）を静脈内投与する。なお、年齢・症状により適宜増減する。

副作用

- 心室細動、心室頻拍、冠れん縮等（頻度不明）静脈内注射で重篤な心室細動、心室頻拍、冠れん縮等が現れ、心停止に至ることがある。
- $β_2$刺激薬により重篤な血清カリウム値の低下が報告されている。
- その他、心悸亢進、血圧上昇、心電図異常（QT間隔の延長、ST上昇・低下等）、頭痛・頭重、振戦、発汗、悪心・嘔吐、発疹などがある。

禁忌

- カテコールアミン（アドレナリン、イソプレナリン、ドパミン等）を投与中の患者には投与しないこと。
- 心室細動、心室頻拍、冠れん縮またはその既往歴のある患者は、症状が悪化または再発するおそれがある。

血管内治療とどうかかわる？

血管内治療の手技中に急激な血圧低下をきたした際に用いられることがある。ただし、高用量投与で不整脈が誘発されることがあり、注意も必要である。

血管内治療で用いる際の注意ポイント

- 静脈内注射する場合には、緩徐に投与し、血圧の異常上昇をきたさないよう慎重に投与する。
- 静脈内注射で、心室細動、心室頻拍、冠れん縮等が現れ心停止になることがあるので、モニター等でも十分な観察を行い、異常がある際には投与を中止し、適切な処置を行うこと。

治療前後でナースが気をつけること

- 急激な血圧低下の際に使用することがあるため、薬剤の場所や使用方法、投与方法などについて事前に把握し、理解しておく必要がある。
- 投与後も血圧のモニタリングをし、異常上昇の兆候をいち早く報告する。

（三好章仁、西井伸洋）

2章 緊急時に用いる薬剤

2 降圧薬

7 ペルジピン®（ニカルジピン）

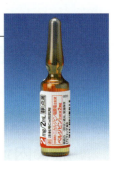

■ どんな薬？

　静脈内投与が可能なジヒドロピリジン系カルシウム拮抗薬であり、血管拡張薬、降圧薬である。血管平滑筋細胞へのカルシウム流入を抑制して血管拡張作用を示す。速やかな降圧効果、後負荷軽減効果が得られるため、異常高血圧の救急処置、急性心不全において用いられる。脳血流増加、冠動脈拡張作用も有する。

　ワンショットでも持続点滴でも使用可能である。半減期は90〜130分程度である。

剤形と投与方法の例

- 注射剤と経口剤があるが、血管内治療中に用いられるのは注射剤である。
- ワンショット静注では10〜30μg/kgで投与する。
- 点滴静注では2〜10μg/kg/minで投与する。生食や5%ブドウ糖液などで希釈し、ニカルジピンとして0.01〜0.02%溶液を点滴静注する。
- 経口剤は最近ではほとんど使用されることはない。

副作用

　頻脈、頭痛、低血圧、心電図変化、静脈炎

禁忌

- 脳血流を増加し頭蓋内圧を亢進させるため、頭蓋内出血、頭蓋内圧亢進では慎重投与が必要である。
- 高度な大動脈弁狭窄・僧帽弁狭窄、閉塞性肥大型心筋症のある患者では、心拍出量及び血圧が過度に低下する可能性がある。
- 病態が安定していない重篤な急性心筋梗塞患者の急性心不全では血行動態の急激な変化を生じることがあり、更に病態が悪化するおそれがある。

■ 血管内治療とどうかかわる？

　血管内治療中の異常高血圧は出血、心不全などの合併症リスクを高めるため、迅速に対応する必要がある。その際において、速やかな降圧効果を発揮する本薬剤は硝酸薬と並び使用頻度が高いため、血管内治療の種類にかかわらず、投与方法を理解しておくべき薬剤の一つである。

血管内治療で用いる際の注意ポイント

- 速やかな降圧効果が得られる反面、過度の血圧低下をきたしうることから、観血的動脈圧モニター下で使用する。
- 脳血流を増加させるため、頭蓋内圧が亢進している患者では、慎重に投与する。
- 高度な大動脈弁狭窄症、僧帽弁狭窄症、閉塞性肥大型心筋症など左室流出路狭窄を有する病態においては、ショックに陥る可能性があるため基本的に使用すべきではない。

治療前後でナースが気をつけること

- 治療中の異常高血圧に対して高頻度に用いられる薬剤であるが、高度な大動脈弁狭窄・僧帽弁狭窄、閉塞性肥大型心筋症のある患者では使用禁忌、頭蓋内圧亢進では慎重投与となるため、使用に際しては患者背景の把握をしておくことが重要である。また異常高血圧の原因が苦痛や過緊張によることもあり、患者の状態にも留意しておきたい。
- 原疾患のみならず、心不全、高血圧、脳出血既往などの患者背景、治療内容、治療時の状況（治療前・中の投薬内容、脱水の有無、苦痛、過緊張など）を把握しておくことが、治療中の異常高血圧や不適切な血圧高値に対して本薬剤を投与する際の判断につながるため、適宜医師と情報共有する。
- 投与後は過度の血圧低下が起きることがあるため、バイタルサインの変化を注視しておくことが重要である。

（中川晃志、西井伸洋）

2章 緊急時に用いる薬剤

2 降圧薬

8 ニトプロ®（硝酸薬）

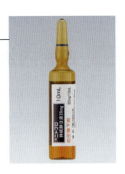

■ どんな薬？

　硝酸薬にはニトログリセリン（NTG）、イソソルビド（ISDN）があり、血管拡張薬、降圧薬である。イソソルビドの方がニトログリセリンよりも、降圧効果は弱く、作用持続が長い。

　硝酸薬は一酸化窒素（NO）に変換され、血管平滑筋の弛緩を引き起こす。投与により速やかに末梢動脈拡張（後負荷軽減）、末梢静脈拡張（前負荷軽減）、冠動脈拡張が得られる。主に血圧上昇を伴う急性心不全の治療、狭心症症状の改善、冠れん縮の寛解、低血圧の維持、異常高血圧時の降圧などの目的で用いられる。

剤形と投与方法の例

- 注射剤、スプレー剤、経口剤、貼付剤があるが、血管内治療中に用いられるのは、注射剤およびスプレー剤である。
- 冠動脈造影時の冠れん縮に対しては、イソソルビドとして5mgを経カテーテル的にバルサルバ洞内に1分以内に注入する。投与量は患者の症状に応じて適宜増減する。
- 血管内治療中の異常高血圧に対しては、ニトログリセリンを0.5～5μg/kg/minの投与量で投与開始し、以後血圧をモニターしながら目標血圧に応じて点滴速度を調節する。

副作用

　頻脈、頭痛、めまい、心電図変化、静脈炎

禁忌

- 脳血流を増加し頭蓋内圧を亢進させるため、頭蓋内出血、頭蓋内圧亢進では禁忌となる。
- 眼圧を亢進させるおそれがあるため、閉塞隅角緑内障でも禁忌である。
- 併用禁忌薬剤としてシルデナフィル、バルデナフィル、タダラフィル、リオシグアトなどの勃起不全治療薬または肺高血圧症治療薬がある。

■ 血管内治療とどうかかわる？

　冠動脈造影検査時にはルーチンで使用する薬剤である。また冠れん縮が生じた際においては、迅速な投与が必要である。治療中の異常高血圧、血圧を低値に保つ必要がある場合にも使用される。

血管内治療で用いる際の注意ポイント

- 冠れん縮の治療に使用した場合、冠動脈の再灌流に伴い心室細動が生じることがある。
- 効果は急速に現れ、過度の血圧低下をきたしうることから、観血的動脈圧モニター下で使用すべきである。
- 眼圧、頭蓋内圧を亢進させるおそれがあるため、閉塞隅角緑内障の患者、頭部外傷や脳出血の患者では使用できない。
- シルデナフィル、バルデナフィル、タダラフィル、リオシグアトなどの勃起不全治療薬または肺高血圧症治療薬との併用は、過度の血圧低下をきたすため併用禁忌とされている。

治療前後でナースが気をつけること

- 患者の原疾患だけでなく、併用禁忌や慎重投与にかかる既往症や内服薬、また投薬後の過度の血圧低下をきたしうるため脱水の有無も把握しておくことが重要である。
- 冠れん縮に対して迅速に投与する必要があり、投与後に再灌流が得られた後に、再灌流障害による心室細動が生じることがあるため、あらかじめ除細動器をスタンバイさせておく。
- 投与後は過度の血圧低下をきたすことがあるため、バイタルサインの変化を注視しておくことが重要である。
- 降圧の目的で使用される際には、同じ量を用いても患者の疾患や状況により反応は異なるため、血圧モニター下に使用し、血圧の変化に十分留意することが求められる。

（中川晃志、西井伸洋）

2章 緊急時に用いる薬剤

3 抗不整脈薬

9 アンカロン®（アミオダロン）

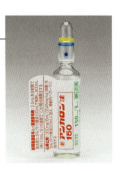

どんな薬？

　アミオダロンは抗不整脈薬であり、Ⅲ群薬に分類される。Kチャネル、Caチャネル、Naチャネル遮断作用、交感神経抑制、甲状腺機能修飾作用を有する薬剤である。利点は、多彩な薬理作用を有していることと、血行動態や心機能への影響が少ないため、低心機能症例にも使用できることである。

　経口剤と静注剤があるが、投与した薬剤の50％程度しか生体内で利用されない経口剤に比し、静注剤は確実に投与できる利便性があり、血管内治療の分野では、静注剤が主に使用される。対象となる不整脈としては、添付文書上は、「心室細動、血行動態不安定な心室頻拍で難治性かつ緊急を要する場合」と記載されているが、上述のように、血行動態や心機能への影響が少ないため、低心機能症例における再発性難治性上室性不整脈（心房粗動、心房頻拍、心房細動等）にも用いられることがある。

剤形と投与方法の例

- 注射剤
- 初期急速投与：アミオダロン125mg（2.5mL）を5％ブドウ糖液100mLに溶解し、600mL/hr（10mL/min）の速度で10分間投与
- 負荷投与：アミオダロン750mg（15mL）を5％ブドウ糖液500mLに溶解し、33mL/hrの速度で6時間投与
- 維持投与：17mL/hrの速度で合計42時間投与

副作用

　発熱、徐脈、うっ血性心不全、心停止、低血圧、心室性不整脈、肝機能検査値異常、悪寒、局所血管反応

禁忌

- 洞不全や高度房室ブロックがあり、ペースメーカーを使用していない患者、ヨード過敏症のある患者、重篤な呼吸不全のある患者
- 幾つかの併用禁忌薬剤があるが、心停止時はこの限りでないため、実際には注意して用いられることもある。

血管内治療とどうかかわる？

　治療の際に生じた主に心室性不整脈に対し用いられる。特に、低心機能症例や急性冠症候群症例では、手技中に、再発性の心室細動や心室頻拍が出現しやすい。血行動態が破綻する場合は、頻拍停止効果は電気的除細動の方が有効であり、発作の抑制のために補助的に使用されることもある。

血管内治療で用いる際の注意ポイント

- 新たな不整脈や不整脈の増悪等を含む重篤な心障害についても報告されているため、投与の際には、必ず、血圧、モニター監視下で行う必要がある。
- 投与後の血圧低下、徐脈、新たな致死的不整脈が発現する恐れがあるため、脈拍・血圧・酸素飽和度などは持続的にモニタリングすることが望ましい。
- 他の静注抗不整脈薬との違いとして、①ヨードを大量に含有する薬剤であり、ヨードについて過敏症のある患者に対しては、禁忌であること、②投与方法について、初期急速投与→負荷投与→維持投与と流速を変更させる必要のある薬剤であること、が挙げられる。

治療前後でナースが気をつけること

- 血圧低下、徐脈が最も多い副作用であり、血圧低下に特に注意し、2〜3分毎に血圧の確認を行う。また、初期急速投与時には、心室性不整脈停止後の心拍再開の際に、徐脈が発現することがあり、あわせて注意することが望ましい。
- 末梢静脈から投与した際には、局所血管反応に注意が必要であり、可能であれば、中心静脈からの投与が望ましい。
- 一部の全身麻酔薬との相互作用があり、全身麻酔下に、血管内治療を行っている場合には、使用時に麻酔科医へ連絡する必要がある。

（浅田早央莉、西井伸洋）

2章 緊急時に用いる薬剤

3 抗不整脈薬

10 リドカイン（リドカイン）

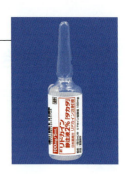

■ どんな薬？

　リドカインは抗不整脈薬であり、Ⅰｂ群薬に分類される。Naチャネル遮断作用を有する薬剤である。利点は、血行動態と心機能への影響が少ないこと、使用量の安全域が広いこと、新たな不整脈を引き起こす作用が少なく使いやすいことである。静注薬のみであり、対象となる不整脈は、頻脈性心室性不整脈である。添付文書上は、上室性期外収縮、発作性上室性頻拍症の記載もあるが、実際には心房性不整脈に対しては使用しない。

剤形と投与方法の例
- 注射剤
- リドカイン塩酸塩として50～100mgを緩徐に静脈内投与（10～20分で効果は消失する。1時間に300mgまで使用可）

副作用
　刺激伝導系抑制、ショック、意識障害、振戦、けいれん、悪性高熱、せん妄、不安、興奮、眠気、嘔気、蕁麻疹等の皮膚症状など

禁忌
- 洞不全や高度房室ブロックがあり、ペースメーカーを使用していない患者
- アミド型局所麻酔薬（キシロカイン®等）に過敏症のある患者

■ 血管内治療とどうかかわる？

　治療の際に生じた主に心室性不整脈に対し用いられる。特に、急性冠症候群の経皮的冠動脈形成術等で用いられることが多い。

■ 血管内治療で用いる際の注意ポイント

- 過量投与を避けるため、投与の際には、必ず、血圧、モニター監視下で行う必要がある。
- 他の静注抗不整脈薬との違いとして、アミド型局所麻酔薬（キシロカイン®等）について過敏症のある患者に対しては、禁忌である。
- 投与経路は静脈で、脈拍・血圧・酸素飽和度などは持続的にモニタリングする。

- 投与後の血圧低下、徐脈の他、多弁やせん妄、意識障害、高熱等の症状が発現する恐れがあるため、これらも留意することが望ましい。

治療前後でナースが気をつけること

- リドカイン投与による血圧低下や徐脈を経験することは少ないように思われ、使用しやすい薬剤ではあるが、心室頻拍の停止と予防、心室細動の予防に効果があるかどうかは、個々の患者による。このため、血行動態が破綻する場合は、頻拍停止効果は電気的除細動の方が有効であり、速やかに除細動を行えるように心がけることも必要である。
- 脈拍や血圧、心電図モニター観察以外に、稀と考えられるが、悪性高熱[1]や過量投与による中毒症状[2]の発現が報告されており、患者の状態に注意する必要がある。

[1] 悪性高熱：原因不明の頻脈・不整脈・血圧変動、急激な体温上昇、筋強直、血液の暗赤色化（チアノーゼ）、過呼吸、発汗、アシドーシス、高カリウム血症、ミオグロビン尿（ポートワイン色尿）等を伴う重篤な高熱

[2] 中毒症状：初期症状として不安、興奮、多弁、口周囲の知覚麻痺、舌の痺れ、ふらつき、聴覚過敏、耳鳴、視覚障害、振戦等が現れ、進行すると意識消失、全身けいれんが出現する。

（浅田早央莉、西井伸洋）

2章 緊急時に用いる薬剤

3 抗不整脈薬

11 シンビット®（ニフェカラント）

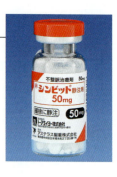

■ どんな薬？

　ニフェカラントは日本で開発された純粋なⅢ群の抗不整脈薬であり、Kチャネルを遮断する薬剤である。心筋細胞膜のI_{Kr}を抑制することにより活動電位持続時間を延長し、有効不応期を延長させることで抗不整脈作用を示す。

　対象となる不整脈は心室頻拍、心室細動であり、リエントリーが関与する心室性不整脈に対して効果を示す。急性心筋虚血に起因した心室頻拍・心室細動にも高い即効性と有効性を示し、他の抗不整脈と異なり心抑制作用が少なく、心機能低下例にも使用される。

剤形と投与方法の例
- 注射剤（生理食塩水または5％ブドウ糖注射液に溶解し使用する）
- 単回静注法：0.3mg/kgを5分間かけてゆっくり静脈内に投与する。
- 持続静注法：0.4mg/kg/hrを心電図監視下に静脈内投与する。

副作用
- 多型性心室頻拍、心室細動を含む催不整脈作用（torsade de pointes）が重大な副作用である。
- 肝機能障害や血球減少、CPK上昇や血管炎を認めることがある。

禁忌
- QT延長症候群患者（投与によりQTが更に延長するため）
- アミオダロン注射薬、フィンゴリモド、エリグルスタットとの併用
- 妊婦への投与は原則禁忌

■ 血管内治療とどうかかわる？

　ニフェカラントは緊急での処置を要する致死的不整脈である心室頻拍・心室細動に対して用いられる。心臓カテーテル治療の際、特に急性心筋梗塞の治療時などに心室性不整脈が出現することがあり、除細動後にニフェカラントやアミオダロンなどの注射薬が使用される。

　また、心室細動に対する除細動閾値の低下作用も知られており、最大出力の電気的除細動で心室細動が停止しない場合には、ニフェカラントの静注後に再度電気的除細動を行うことで頻拍の停止が得られることもある。

血管内治療で用いる際の注意ポイント

- 循環動態が不安定な心室頻拍や心室細動に対しては直ちに心肺蘇生術を開始し、速やかに電気的除細動を行う必要がある。血行動態が安定している心室頻拍に対しては、ニフェカラント静注による頻拍の停止が試みられることもあるが、頻拍停止効果は予防効果に比して低く、静注後も頻拍が停止しない場合には電気的除細動などが必要である。
- ニフェカラントは活動電位持続時間の延長作用によりQTが延長する。重篤な副作用として過度のQT延長による催不整脈作用があり、投与中は心電図を持続的に監視し、QTcが0.6秒を超える場合には直ちに減量・中止を行う。

治療前後でナースが気をつけること

- 本剤投与によりQT延長に伴う重篤な不整脈をきたすことがあり、心電図やバイタルサインを持続的にモニタリングし、徐脈や過度のQT延長、心室期外収縮の多発がないかを確認する。また投与前にQT延長をきたすような背景（徐脈やⅠa群抗不整脈薬の内服など）がないかの確認も重要である。
- 血管炎を起こすことがあり、刺入部の観察や血管外漏出がないか注意する。
- 配合禁忌薬剤があり、同一ルートからのアルカリ性薬剤の投与は控える。可能であれば単独ルートからの投与を行い、点滴刺入部の観察を行う。
- 循環動態が不安定な心室性不整脈に対しては速やかに心肺蘇生術を開始し、電気的除細動が必要である。頻拍停止後はバイタルサインの確認に加え、意識状態や麻痺など神経学的所見の確認も行う。また除細動不能例などには補助循環も必要となるため併せて準備を行う。

（宮本真和、西井伸洋）

2章 緊急時に用いる薬剤
3 抗不整脈薬
12 アデホス-L（アデノシン）

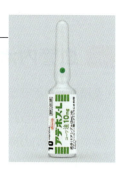

■ どんな薬？

　アデノシン三リン酸（ATP）は不整脈の診断・治療や冠血流予備量比（FFR）測定の際に使用される。アデノシンの生理学的作用としては血管平滑筋の弛緩作用や心筋β受容体刺激の抑制、Ca^{2+}イオンの流入抑制作用などがあり、アデノシン急速投与では一過性の陰性変時作用（徐脈）と陰性変伝導作用（PR延長）が認められる。

　また、心臓・骨格筋・脳などの種々の臓器の血管拡張作用があるが、特に冠動脈においては主に50〜200μmの抵抗血管を拡張し、冠血流量の増加をもたらす。

剤形と投与方法の例
発作性上室性頻拍に対して
　注射剤10〜20mgを生理食塩水10mLで溶解し、1〜2秒で急速静注する。
カテーテルアブレーション後の再伝導の確認
　注射剤20mgを1〜2秒で急速静注する。
FFR測定時
- 静脈内投与時：注射剤100mgを生理食塩水50mLで溶解し、140μg/kg/minで持続点滴する。
- 冠動脈内投与時：注射剤50〜200μgを冠動脈内に投与する。

副作用
　徐脈、房室ブロック、血圧低下、悪心・嘔吐、頭痛
　急速静注を行った際には気管支れん縮が誘発されることがあり、注意が必要である。

禁忌
　脳出血直後の患者（脳血管拡張により、再出血する恐れがある）

■ 血管内治療とどうかかわる？

　アデノシンはカテーテル検査中に出現した発作性上室性頻拍の治療や、上室性頻拍の鑑別診断や上室性不整脈に対するカテーテルアブレーションの評価などに使用される。カテーテル検査中に上室性頻拍が誘発されることがあり、房室結節回帰性頻拍など房室結節を回路に含むリエント

リー性頻拍の場合にはアデノシンの急速投与により頻拍の停止が得られる。90％以上の症例で発作の停止が得られる。

WPW症候群に対する副伝導路のアブレーション後や心房細動に対する肺静脈隔離術後にはアデノシン投与で再伝導を認めることがあり治療評価としても使用される。

また冠動脈では、抵抗血管の拡張が得られることから、冠血流予備量比（FFR）測定時に最大充血（微小血管を最大拡張した状態）を得るためにパパベリンやニコランジルと並んで使用される。

血管内治療で用いる際の注意ポイント

- 頻拍発作に対してアデノシンを使用する際には、投与中の心電図は診断や治療方針の決定に重要であり、必ず記録するようにする。
- アデノシンの急速投与時には気管支れん縮が誘発されることがあるため、喘息の既往がないか確認しておく。
- 不適切な投与法や投与量では効果が現れないことがあるため、投与時に房室ブロックが出現していることを確認する必要がある。もし房室ブロックが認められず効果が不十分と判断されれば、投与量を増やして再度投与を行う。
- ジピリダモールの併用で血中濃度が上昇し、作用が増強されることがあるため注意が必要である。

治療前後でナースが気をつけること

- 血中の半減期が数秒と非常に短く作用は一過性であるが、投与に伴い血圧低下や徐脈、房室ブロック、洞停止などが出現することがあるため、心電図を持続的に監視し、脈拍・血圧・酸素飽和度などを頻回に測定することが望ましい。
- 気管支れん縮をきたすことがあるため、呼吸苦などの自覚症状が出現した際には呼吸音の聴取も行う。

（宮本真和、西井伸洋）

2章 緊急時に用いる薬剤

3 抗不整脈薬

13 アミサリン®
（プロカインアミド）

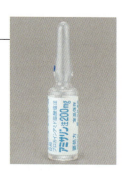

■ どんな薬？

　プロカインアミドは抗不整脈薬であり、Ⅰa群に分類される。Naチャネル遮断を主たる作用とする薬剤で、心房筋、心室筋、Purkinje線維に対して活動電位第0相脱分極の最大立ち上がり速度を減少させ、伝導速度を遅くし、心電図のQRS時間を延長する。Naチャネルへの結合解離速度においては intermediate kinetics に分類される。また、Kチャネルに対する遮断作用により、活動電位持続時間を延長させる。

　対象となる不整脈としては、上室期外収縮、発作性上室頻拍、心房細動、心房粗動、手術および麻酔に伴う不整脈である。特に、副伝導路を持つ心房細動患者で、血行動態が保たれていて電気的除細動を行わなくてもよいときには、この薬剤を含むⅠa群が用いられる。

剤形と投与方法の例
　注射剤200〜800mgを生理食塩水に混和し、50mg/minで静注する。

副作用
　洞性徐脈、房室ブロック、心室頻拍、心室粗動、心室細動、心不全、SLE様症状、無顆粒球症

禁忌
- 徐脈、重篤な心不全のある患者
- モキシフロキサシン、バルデナフィル、アミオダロン注射薬、トレミフェンとの併用は、QT延長、心室性頻拍（torsade de pointesを含む）を起こすおそれがあるため禁忌とされている。

■ 血管内治療とどうかかわる？

　心臓に対する侵襲的な処置をしている場合に出現した、主に上室性不整脈に対し、用いられることがある。特に、心房細動や心房粗動などの不整脈の出現により血行動態が悪化している場合は速やかに洞調律に戻す必要があり、プロカインアミドの静注薬が用いられることがある。血圧低下など、血行動態の維持が困難な場合は、本薬剤の静注薬より電気的除細動のほうが優先される。

血管内治療で用いる際の注意ポイント

- 速やかに、洞調律を維持したい場合に用いられる。カテーテル刺激などで出現した心房細動、心房粗動、発作性上室頻拍の場合は、自然に停止することもあるため、血行動態が安定していれば、数分程度経過観察されることもある。
- 刺激伝導障害（洞房ブロック、房室ブロック、脚ブロック等）のある患者では、徐脈を助長する可能性があり、使用は推奨されない。
- 重篤なうっ血性心不全のある患者も心不全を悪化させる可能性があり、推奨されない。

治療前後でナースが気をつけること

- 徐脈、心不全が増悪する恐れがあるため、心電図を持続的に監視し、脈拍・血圧・酸素飽和度を頻回に測定することが望ましい。
- PQの延長、QRS幅の増大、QTの延長、徐脈、血圧低下等の異常所見が認められた場合には、直ちに減量または投与を中止することが推奨される。
- 不整脈の停止を目的としているため、正常洞調律に復したかどうかも併せて観察する。

（西井伸洋）

2章 緊急時に用いる薬剤

3 抗不整脈薬

14 ワソラン®（ベラパミル）

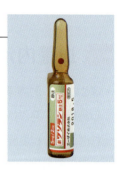

どんな薬？

　カルシウム拮抗薬に分類されるが、抗不整脈薬Ⅳ群の一つであり、L-型Caチャネル阻害作用を持つ。刺激伝導系、主に洞結節と房室結節に対する陰性変時作用を持つ。また、心筋収縮力を低下させる陰性変力作用も持つ。多くの上室頻拍、一部の心室頻拍に用いられる。

剤形と投与方法の例
　注射剤1A（5mg）を生理食塩水20mLに混和し、約5分程度で静注する。

副作用
　洞性徐脈、房室ブロック、うっ血性心不全、悪心、嘔吐、口渇

禁忌
- 徐脈、重篤な心不全のある患者、急性心筋梗塞患者、重篤な心筋症の患者
- βブロッカーであるインデラルとの併用（心機能低下、徐脈が出現するおそれがあるため）

血管内治療とどうかかわる？

　心臓に対する侵襲的な処置をしている場合に出現した、主に上室頻拍に対し用いられる。特に、心房細動や心房粗動、心房頻拍などで高い心室応答のため、頻脈になっている場合の心室脈拍数低下目的、リエントリー性発作性上室頻拍の停止目的、wide QRS tachycardia の鑑別目的など、様々な頻脈に対して用いられる。
　また、ベラパミル感受性心室頻拍という特殊な心室頻拍に対しては効果があるため、心臓電気生理学検査中に使用される場合もある。

血管内治療で用いる際の注意ポイント

- 速やかに脈拍数をコントロールし、血行動態を保持させる場合に用いられる。カテーテル刺激などで出現した心房細動、心房粗動、発作性上室頻拍の場合は、自然に停止することもあるため、血行動態が安定していれば数分程度経過観察されることもある。
- 刺激伝導障害（洞房ブロック、房室ブロック、脚ブロック等）のある患者では、徐脈を助長する可能性があり、使用は推奨されない。

- 重篤なうっ血性心不全のある患者では陰性変力作用により心不全を悪化させる可能性があり、推奨されない。
- 顕性WPW症候群患者に出現した心房細動の場合は、本剤の投与により房室伝導の伝導を抑制することで心房興奮が副伝導路を通りやすくなり、結果として心室細動を生じることがあるため、通常は用いられない。

治療前後でナースが気をつけること

- 多くの上室頻拍、一部の心室頻拍に対して用いられる一方、刺激伝導障害、心筋収縮力低下作用も併せ持つため、心電図を持続的に監視し、脈拍・血圧・酸素飽和度などをモニタリングすることが望ましい。
- 洞性徐脈、房室ブロック、血圧低下等の異常所見が認められた場合には、直ちに減量又は投与を中止することが推奨される。
- 不整脈の停止を目的としているため、正常洞調律に復したかどうかも併せて観察する。

（西井伸洋）

| 2章 緊急時に用いる薬剤

15　4 β遮断薬
オノアクト®（ランジオロール）

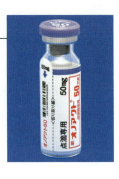

■ どんな薬？

　持続静脈内投与で使用するβ遮断薬であり、主に頻脈性不整脈に対して使用される。交感神経β₁受容体に選択的に結合し、カテコラミンの作用に拮抗することで、心拍数低下を発揮する。心拍数低下作用の方が血圧低下作用よりも強く、降圧目的よりも頻脈の心拍数コントロールを目的として使用される。血中半減期が4分と非常に短いため、投与を中止すると作用が速やかに消失する点が本剤の最大の特徴であり、持続静注で使用しやすい。

剤形と投与方法の例
　注射剤（バイアル）であり、生理食塩水などで溶解する。シリンジポンプでの持続投与が好ましい。

　頻脈性不整脈に対して、1μg/kg/minの速度で静脈内持続投与を開始し、投与中は心拍数や血圧をみながら1～10μg/kg/minの用量で適宜調節する。

副作用
- 主な副作用は血圧低下で、1～10％に発生する。
- 他に、徐脈、心不全増悪、気管支喘息などが起こりうる。

禁忌
- 心原性ショックの患者（心抑制により病態悪化の危険がある）
- Ⅱ度以上の房室ブロックや洞不全症候群の患者（徐脈を増悪させるため）
- 肺高血圧症による右心不全がある患者（心抑制により病態悪化の危険がある）

■ 血管内治療とどうかかわる？

　血管内治療時に心房細動（AF）や心室頻拍（VT）/心室細動（VF）などの頻脈性不整脈が出現することがある。血行動態が破綻するような緊急性が高い状況では、まず電気的除細動で不整脈を停止させることになるが、安定している状況では、本剤やベラパミル（p.100）、アミオダロン（p.90）などの抗不整脈薬が使用される。本剤は持続静注で用いられる薬剤であり、長時間にわたって心拍数コントロールが必要な状況で使用される。

血管内治療で用いる際の注意ポイント

- 心拍数の減少効果は投与開始後2〜3分で発現し、効果発現は速やかである。使用中は心拍数や血圧をモニターし、徐脈や過度の血圧低下をきたさないか観察することが必要である。また、もともと心機能が低下している患者では、心抑制作用により心不全が増悪する恐れがある。
- 本剤はβ_1受容体選択性が高く、β_2受容体遮断による気管支収縮作用は弱いとされるが、気管支喘息や肺気腫を合併している患者では呼吸状態を悪化させる可能性がある。
- 10mg/mL以上の濃度で投与すると、局所反応や皮膚壊死を起こす可能性がある。

治療前後でナースが気をつけること

- 血管内治療前に、患者の心機能はどうか、気管支喘息や肺気腫を合併していないかなど、患者情報を十分に把握しておく。
- 投与開始後は、モニターの心拍数・血圧・酸素飽和度の変化に注意し、これらが大きく低下した場合は患者にショックを疑う症状や呼吸困難感がないかを確認する必要がある。
- 心機能が低下している患者では、心抑制作用により心不全が増悪する恐れがあるため、酸素飽和度の変化にも注意を払う。
- 気管支喘息や肺気腫合併患者では、投与開始後に特にバイタルサインの変化がなくとも呼吸困難感がないかどうかを確認する。

（三木崇史、西井伸洋）

2章 緊急時に用いる薬剤

5 抗コリン薬

16 アトロピン（アトロピン）

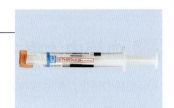

どんな薬？

抗コリン作用をもつ薬剤で、アセチルコリン受容体を競合的に阻害し、副交感神経の作用を抑制することで交感神経優位になる。カテーテル検査室では、主に徐脈に対して心拍数を増加させる目的に、皮下・筋肉内投与や静脈内投与で使用される。

剤形と投与方法の例

カテーテル検査室で使用するものは注射剤であり、アンプル入りとシリンジ入りの剤形がある。本剤は徐脈時に緊急使用されることが多い薬剤であり、シリンジ入り製剤はアンプルから吸引する必要なく注射することができ、便利である。1管にアトロピン0.5mg/1mLが入っており、通常成人には0.5mgを皮下・筋肉内や静脈内に単回投与する。

副作用

- 抗コリン作用により、頻脈・不整脈や口渇感、悪心・嘔吐、排尿困難などが引き起こされることがある。
- 緑内障の患者では、眼圧が上昇し病状が増悪する可能性がある。

禁忌

- 緑内障の患者（眼圧が上昇し、病状悪化の危険性がある）
- 前立腺肥大による排尿障害のある患者（排尿困難を悪化させる可能性がある）
- 麻痺性イレウスの患者（消化管運動が抑制され、病状を悪化させる可能性がある）

血管内治療とどうかかわる？

処置中に徐脈になった場合の対処として使用される。また、処置内容で徐脈になることが予想される場合に予防的に使用されることもある。具体的なシチュエーションとしては、①経皮的冠動脈インターベンション（PCI）時に末梢塞栓が起こり徐脈になった場合、②頚動脈ステント留置術（CAS）時に頚動脈洞反射によって徐脈になった場合、などが挙げられる。また、③カテーテル検査・治療時の痛みやストレスによって迷走神経反射を起こし徐脈・血圧低下となることがあり、その対処としてアトロピンが用いられることもある。

血管内治療で用いる際の注意ポイント

- 投与の効果を確認する目的や頻脈・不整脈をチェックするため、心電図や血圧をモニターしながら使用する。
- 過剰に効果発現した場合に頻脈になることや、心疾患のある患者では心室頻拍・心室細動などの致死性不整脈を引き起こす可能性がある。
- 投与後も徐脈に改善がみられないときは、一時的ペーシングが必要になる場合もある。
- 高齢者では副作用が出現しやすいため、より注意して投与する。

治療前後でナースが気をつけること

- 心拍数や血圧の変化、心電図モニターを観察し、投与後に徐脈が改善するかどうか、過度に頻脈になっていないか、不整脈が出ていないかをチェックする。また投与後は、徐脈による症状が改善したかどうか患者に確認する。
- 抗コリン作用によって、動悸症状や口渇感、排尿困難が引き起こされる場合があるので、それらの症状の有無も確認する。
- 本剤は緊急で使用されることが多く、誤投薬や用量間違いが起こりやすい状況なので投与の際は注意する。

（三木崇史、西井伸洋）

2章 緊急時に用いる薬剤

6 利尿薬

17 ラシックス®（フロセミド）

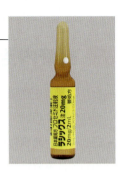

■ どんな薬？

　ループ利尿薬の一つで、主にHenleループ上行脚における、Na/K/Cl共輸送系を抑制し、利尿作用を有する。作用は迅速、強力であり、血清Na、Kを低下させる作用も持つ。本剤の効果は静脈内投与後数分以内に発現し、約3時間持続する。腎機能が低下した症例にも使用可能である。

剤形と投与方法の例
　注射剤1A（20mg）をそのままワンショットで投与する。

副作用
　血圧低下、ショック、血栓症、心電図異常、急性腎不全

禁忌
　本剤の効果が期待できないため、無尿の患者、肝性昏睡の患者、血清NaやKが著明に低下している患者、スルフォンアミド誘導体に対し過敏症の既往歴のある患者に対しては、禁忌とされている。

■ 血管内治療とどうかかわる？

　心不全を合併した急性心筋梗塞、不整脈に伴い出現した心不全など、緊急で除水が必要な場合に用いられる。また、心機能が低下した患者に対する血管内治療、例えばイリゲーションカテーテルを用いた心臓カテーテルアブレーション、大量の造影剤の使用後、長時間にわたる手技により輸液が増えてしまった場合など、術中、術後に増加しすぎた循環血漿量を減少させる目的で投与される。

■ 血管内治療で用いる際の注意ポイント

- 本剤の利尿効果は急激に現れることがあるので、電解質のバランス、脱水、血圧低下に十分注意し、少量から投与を開始して、徐々に増量することが必要である。
- 急激に大量の利尿がつけば、循環血漿量の減少、血圧低下、血液の濃縮、電解質バランスの破綻、血栓塞栓症、不整脈の出現などにつながる可能性があるため、尿量をモニタリングしなが

ら投与することが望ましい。
- 投与後速やかに、比重の低い尿が観察できれば、本剤投与の効果が出ていることが推測される。しかし、腎機能障害がある場合などは、投与後の反応が乏しい場合がある。その場合は、更に多くの量の本剤を投与する必要があり、どれくらいの反応尿があったかモニタリングが必要である。
- 本剤の投与で、血清K値が低下し、催不整脈性に働く場合があるのでこちらもモニタリングが必要である。
- 心機能が著明に低下した患者では、血圧低下、低心拍出量をきたすことがあるため、投与には注意が必要である。

治療前後でナースが気をつけること

- 本剤投与後の反応は患者によって異なっているが、多くは投与後数分以内に出現するため、投与した時間、その後の尿量のモニタリングが重要である。特に、色の薄い（比重の低い）尿は本剤投与に反応していることが推測される。
- 循環血漿量の低下による血圧低下の可能性があるため、血圧のモニタリング、電解質のバランスが崩れることがあるため、心電図を持続的に監視し、不整脈の出現にも気を配る必要がある。

（西井伸洋）

2章 緊急時に用いる薬剤

7 抗アレルギー薬

18 ポララミン®
(d-クロルフェニラミン)

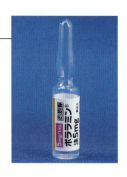

■ どんな薬？

　わが国において50年以上前から使用されている抗ヒスタミン薬である。アナフィラキシー治療に用いられ、掻痒感、紅斑、蕁麻疹、血管浮腫、鼻・眼の症状を緩和する。H₁受容体と結合することにより、遊離ヒスタミンと受容体との結合を競合かつ可逆的に阻害するとされる。大部分は肝代謝で、小腸で吸収されると考えられている。脂溶性が高く、中枢移行性が高いが、その他の抗ヒスタミン薬と比較し、中枢抑制作用は比較的弱い。抗コリン作用により、毛細血管拡張を抑制する。

剤形と投与方法の例
　経口剤、注射剤。カテーテル中では注射剤を用いることが多く、成人では1回5mgを1日1回皮下、筋肉内または静脈内投与するが、年齢・症状により増減する場合がある。

副作用
　ショック、けいれん、錯乱、再生不良性貧血、無顆粒球症

禁忌
- 緑内障、前立腺肥大等下部尿路に閉塞性疾患のある患者、低出生体重児・新生児
- 眼内圧亢進のある患者、甲状腺機能亢進症のある患者、狭窄性消化性潰瘍、幽門十二指腸通過障害のある患者、循環器系疾患のある患者、高血圧症のある患者では抗コリン作用により症状が増悪する可能性がある。
- 小児はけいれんを誘発する恐れがあるので注意する。
- 相互作用があり、中枢神経抑制剤、アルコール、MAO阻害剤、抗コリン作用を有する薬との併用で、作用が増強する可能性がある。またドロキシドパ、ノルアドレナリンとの併用では血圧上昇をきたす恐れがある。

■ 血管内治療とどうかかわる？

　造影剤や局所麻酔薬など、血管内治療中に使用される薬剤によるアナフィラキシー治療に使用する。

血管内治療で用いる際の注意ポイント

- 本剤をいつでもすぐ使用できるように常備しておく。
- 治療の際、造影剤使用直後からアレルギー症状の出現がないかどうか、その都度患者に声かけを行い、意識障害の有無、血圧・呼吸回数・脈拍・SpO_2などのバイタルの変化に注意する。特に、過去に造影剤アレルギーの既往が疑われる患者に対しては、これらを入念に行い、変化があった場合は直ちに医師に報告する。

治療前後でナースが気をつけること

- 治療前に造影剤アレルギーの既往や、禁忌事項である緑内障や前立腺肥大症がないか確認し、情報をスタッフで共有する。
- アナフィラキシー症状が出現した場合、直ちに医師へ報告し、本剤の準備を行う。
- 投与時、ヘパリンナトリウム（カルシウム）やダルテパリンナトリウムは、本剤と混合すると沈澱を生じることがあるため、混注しないよう注意する。
- 筋注の場合は注射部位に硬結をきたすことがあるため、注射直後に局所を十分にもむ。
- 治療後はアレルギー症状やバイタルに変化がないか確認し、気づいた点があれば、必ず医師・病棟スタッフへ申し送る。

（山岡陽子、杉生憲志）

2章 緊急時に用いる薬剤

19　7 抗アレルギー薬
ガスター®（ファモチジン）

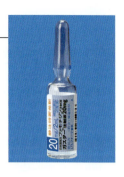

■ どんな薬？

胃粘膜壁細胞にあるH_2受容体に選択的に結合し阻害するH_2受容体拮抗薬である。肝臓で代謝され、主に腎臓で排泄される。単独では上部消化管出血の抑制目的や麻酔前投薬で使用されることが多い。アナフィラキシー治療では、アドレナリン投与に加え、d-クロルフェニラミン等のH_1受容体拮抗薬と併用することで、皮膚粘膜症状改善において相乗効果が期待できる。

剤形と投与方法の例

経口剤、注射剤。血管内治療では、アナフィラキシーの際に10mg/回静脈内投与する。

副作用

ショック、アナフィラキシー、再生不良性貧血、汎血球減少、無顆粒球症、溶血性貧血、血小板減少、皮膚粘膜眼症候群（Stevens-Johnson症候群）、中毒性表皮壊死症（Lyell症候群）、肝機能障害、黄疸、横紋筋融解症、QT延長、心室頻拍（torsade de pointesを含む）、心室細動、意識障害、けいれん、間質性腎炎、急性腎不全、間質性肺炎

禁忌

- 本剤の成分に対し過敏症の既往歴のある患者
- アゾール系抗真菌薬との併用で、アゾール系抗真菌薬の血中濃度が低下する。

■ 血管内治療とどうかかわる？

造影剤など血管内治療で使用される薬剤によるアナフィラキシーが起こった場合、第二選択薬としてd-クロルフェニラミン（p.108）と共に使用する。

■ 血管内治療で用いる際の注意ポイント

- d-クロルフェニラミン同様、本剤をいつでもすぐ使用できるように常備しておく。
- 治療の際、造影剤使用直後からアレルギー症状の出現がないかどうか、その都度患者に声かけを行い、意識障害の有無、血圧・呼吸回数・脈拍・SpO_2などのバイタルの変化に注意する。特に、過去に造影剤アレルギーの既往が疑われる患者に対しては、これらを入念に行い、変化があった場合は直ちに医師に報告する。

- 腎機能低下がある患者では、術中尿量に注意する必要がある。

治療前後でナースが気をつけること

- 治療前に腎機能低下がないか確認しておく。また、アレルギー歴や禁忌項目に当てはまらないことを事前に確認しておく。
- アナフィラキシー症状が出現した場合、直ちに医師へ報告し、d-クロルフェニラミン同様本剤も準備する。
- 治療後は、アレルギー症状やバイタル変化だけでなく、尿量が極端に少ない等気づいた点があれば、必ず医師・病棟スタッフへ申し送る。

（山岡陽子、杉生憲志）

| 2章 | 緊急時に用いる薬剤 |

7 抗アレルギー薬

20 プレドニン®
（プレドニゾロン）

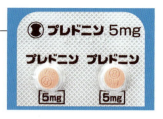

■ どんな薬？

　合成糖質副腎皮質ステロイドで、主に肝代謝で、糞便中に排泄される。抗炎症作用、抗アレルギー作用、免疫抑制作用等、様々な疾患の治療で使用されている。過去に造影剤の副作用が疑われるような症状があった場合や気管支喘息の既往がある場合、前投薬として内服させることで、造影剤の急性副作用発症の危険性を低減できる可能性があると考えられている（造影剤使用の6時間以上前までに経口投与することで、抗アレルギー作用を十分に発揮できるとされている）。

剤形と投与方法の例

　経口剤、（注射剤）。日本医学放射線学会ホームページ（http://www.radiology.jp/）より、いくつか投与方法があり、当院では造影剤投与の12時間前と2時間前に、プレドニゾロン30mgの経口投与を行っている。

副作用

　誘発感染症、感染症の増悪、続発性副腎皮質機能不全、糖尿病、消化管潰瘍、消化管穿孔、消化管出血、食道炎、膵炎、精神変調、うつ状態、頭蓋内圧亢進、けいれん、骨粗鬆症、大腿骨および上腕骨等の骨頭無菌性壊死、ミオパチー、緑内障、後嚢白内障、中心性漿液性網脈絡膜症、多発性後極部網膜色素上皮症、血栓症、心筋梗塞、心破裂、うっ血性心不全、脳梗塞、動脈瘤、硬膜外脂肪腫、カポジ肉腫、腱断裂、アナフィラキシー

禁忌

- 本剤の成分に対し過敏症の既往歴のある患者
- メチルプレドニゾロン（メドロール®）は生ワクチンまたは弱毒生ワクチンとの併用禁忌
- 感染症、糖尿病、骨粗鬆症、脂肪肝、脂肪塞栓症、重症筋無力症では症状が増悪するおそれがある。
- 腎不全、甲状腺機能低下、肝硬変では、体内に残存する時間が健常人より長くなるため、副作用が現れるおそれがある。
- 高齢者で投与した場合、副作用が現れやすくなるため注意が必要である。
- 一部の抗てんかん薬、抗凝血薬、糖尿病治療薬、利尿薬、骨粗鬆症治療薬、免疫抑制薬、抗菌薬、筋弛緩薬で相互作用があり、ステロイドの作用が増強もしくは減弱するおそれがある。

血管内治療とどうかかわる？

　過去に造影剤の副作用が疑われた患者や気管支喘息の既往がある患者は、造影剤を使用することで副作用が起こりやすくなる。特にアナフィラキシーショックは生命に関わる重症な副作用の一つであり、できる限り回避したい。一般的にはアレルギー症状が出た薬剤は次回から使用しないようにするが、救命のため血管内治療が不可欠となった場合等、造影剤を使用せざるを得ない。急性副作用の危険性軽減に有効性のあるエビデンスはないものの、日本医学放射線学会はステロイドの前投薬を提示しており、現在多くの施設で取り入れられている。

血管内治療で用いる際の注意ポイント

　造影剤による副作用の発生を完全に防ぐことはできないため、術中バイタルの変化やアレルギー症状に注意する必要がある。またステロイドそのものによる副作用にも注意する。これらが疑われるような所見を認めた場合は直ちに医師に報告する。

治療前後でナースが気をつけること

- 治療前に気管支喘息や造影剤の副作用の既往の有無を確認し、あらかじめ医療スタッフで情報を共有しておくことが重要である。特にアスピリン喘息の既往がある場合、ヒドロコルチゾン、プレドニゾロン、メチルプレドニゾロンは、静注で使用すると喘息を誘発させることがあるため注意する。
- 造影剤の副作用、喘息の既往がある患者では、術中に造影剤によるアナフィラキシーをはじめとするアレルギー症状に特に注意する。しかし、基礎疾患の多い患者では、ステロイドによる副作用の可能性も否定できないため、ショックバイタルでない場合でも、気になる症状やバイタルは医師に報告する必要がある。
- 治療後はアレルギー症状やバイタルに変化がないか確認し、気づいた点があれば、必ず医師・病棟スタッフへ申し送る。

（山岡陽子、杉生憲志）

3章 抗血栓・止血薬

3章 抗血栓・止血薬

1 抗血小板薬

1 バイアスピリン®
（アスピリン）

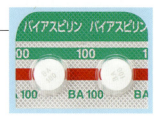

■ どんな薬？

　抗血小板薬の中でも歴史のある薬で、狭心症、心筋梗塞、川崎病、虚血性脳血管障害、冠動脈バイパス術（CABG）あるいは経皮的冠動脈形成術（PCI）施行後における血栓・塞栓形成を抑制する。

　薬理学的には、血小板のシクロオキシゲナーゼ1（COX-1）を不可逆的にアセチル化することにより、トロンボキサンA2（TXA2）の合成を阻害して血小板凝集を抑制する。

　効果発現時間は、そのまま服用した場合は約4時間、噛み砕いて服用した場合は約15分で、抗血小板作用は血小板の寿命と同じ7〜10日間持続する。

剤形と投与方法の例

- 経口剤
- 通常、成人には100mgを1日1回経口投与する。
- 緊急カテーテルで使用する場合など、本剤をすりつぶしたり、かみ砕いて服用することで抗血小板作用の発現を早めることが可能である。
- フィルムコーティングを細かく粉砕した場合、経鼻胃管からの投与も可能である。

副作用

　ショック、アナフィラキシー、出血（頭蓋内出血、肺出血、消化管出血、鼻出血、眼底出血等）、中毒性表皮壊死融解症（Toxic Epidermal Necrolysis：TEN）、皮膚粘膜眼症候群（Stevens-Johnson症候群）、はく脱性皮膚炎、再生不良性貧血、血小板減少、白血球減少、喘息発作、肝機能障害、黄疸、消化性潰瘍、小腸・大腸潰瘍

　中でも、鼻出血や舌を噛んで出血が止まらないことで救急受診される患者は多い。

禁忌

　本剤又はサリチル酸系製剤に対し過敏症の既往歴のある患者、消化性潰瘍のある患者、重篤な血液の異常のある患者、重篤な肝障害のある患者、重篤な腎障害のある患者、重篤な心機能不全のある患者、アスピリン喘息（非ステロイド性消炎鎮痛薬等による喘息発作の誘発）又はその既往歴のある患者、出産予定日12週以内の妊婦、15歳未満の水痘やインフルエンザの患者に投与しないこと。

血管内治療とどうかかわる？

脳神経外科領域では、頚動脈ステント留置術（CAS）や未破裂脳動脈瘤に対してステントを使用する場合、ステント血栓症を予防するため血管内治療の数日〜数週間前より抗血小板薬の内服を開始し、術当日に十分効果が現れるようにしておく必要がある。緊急ステント留置術となった場合には負荷投与（ローディング、p.122参照）が必要となる。

脳梗塞治療では、血管内治療に先行してrt-PA（p.136）を投与した場合はrt-PA投与24時間以降に抗血小板薬を開始し、rt-PAを投与しなかった場合は術直後より抗血小板薬を開始する。

循環器領域では、急性心筋梗塞の初期治療において、アスピリンとチエノピリジン系の抗血小板薬（クロピドグレル、チクロピジン）を組み合わせた2剤を内服させることが多い。

血管内治療で用いる際の注意ポイント

- 血管内治療直前に抗血小板薬を投与する場合、嚥下機能が低下した患者では誤嚥に注意する必要がある。
- 抗血小板薬の投与後は出血しやすくなるため、患者の転倒・転落には十分に注意する。
- 脳梗塞患者への投与では、他の血小板凝集を抑制する薬剤等との相互作用により出血をきたす可能性があり注意が必要である。
- 高血圧が持続する患者への投与は慎重に行い、投与中は十分な血圧コントロールを行うこと。
- 川崎病患者に投与する場合は、適宜検査を行い、異常が認められた場合には減量・休薬など適切な措置を講ずること。

治療前後でナースが気をつけること

- 鼻出血や吐血、尿路出血等が明らかな場合や、血圧低下や頻脈など出血を疑うようなバイタル変化があれば、直ちに医師に報告する。
- 治療後は、穿刺部が止血できているかを医師とともに確認する。
- 特に副作用の出血は致命的になる可能性があるため、急激な血圧上昇やショックバイタルに注意し、適宜患者の状態を確認する。変化があれば、直ちに医師に報告し対応する。

（山岡陽子、杉生憲志）

3章 抗血栓・止血薬

1 抗血小板薬

2 プラビックス®（クロピドグレル）

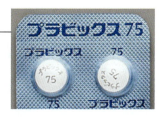

■ どんな薬？

チエノピリジン系抗血小板薬である。チクロピジン（p.124）より肝障害や顆粒球減少、血栓性血小板減少性紫斑病などの副作用が少ないことから、本剤が主に使用されるようになった。

心原性脳塞栓症を除く虚血性脳血管障害後の再発抑制、経皮的冠動脈形成術（PCI）が適応される急性冠症候群（不安定狭心症、非ST上昇心筋梗塞、ST上昇心筋梗塞）や安定狭心症、陳旧性心筋梗塞、末梢動脈疾患における血栓・塞栓形成の抑制目的で使用される。

薬理学的には、血小板膜上のアデノシン二リン酸（ADP）受容体サブタイプP2Y12を選択的・非可逆的に阻害することで血小板凝集を阻害する。

クロピドグレルは肝臓で酵素CYP2C19による代謝を受けるため、効果が発現するまで24時間かかる。抗血小板作用は血小板の寿命と同じ7～10日間持続する。

アスピリンよりわずかに効果が高く、末梢動脈疾患や糖尿病がある患者での脳梗塞予防に優れているが、日本人の約20%はクロピドグレルが効かない。

剤形と投与方法の例

- 経口剤
- 通常、成人には75mgを1日1回経口投与する。年齢、体重、症状により50mgを1日1回経口投与に調節してもよい。
- 経鼻胃管から投与可能。

副作用

出血（頭蓋内出血、硬膜下血腫、胃腸出血、眼底出血、関節血腫等）、胃・十二指腸潰瘍、肝機能障害、黄疸、間質性肺炎、好酸球性肺炎、血小板減少、無顆粒球症、再生不良性貧血を含む汎血球減少、中毒性表皮壊死融解症（TEN）、皮膚粘膜眼症候群（Stevens-Johnson症候群）、多形滲出性紅斑、急性汎発性発疹性膿疱症、薬剤性過敏症症候群、後天性血友病、横紋筋融解症
出血に関してはアスピリンより頻度は少ない印象である。

禁忌

出血している患者（血友病、頭蓋内出血、消化管出血、尿路出血、喀血、硝子体出血等）、本剤の成分に対し過敏症の既往歴のある患者、肺動脈性肺高血圧症の薬セレキシパグを投与中の患者

血管内治療とどうかかわる？

　脳神経外科領域では、頚動脈ステント留置術（CAS）や未破裂脳動脈瘤に対してステントを使用する場合、ステント血栓症予防の目的で数日〜数週間前よりアスピリンと併用して開始することが多い。緊急ステント留置術となった場合には負荷投与（ローディング、p.122参照）が必要となる。

　脳梗塞治療では、血管内治療に先行してrt-PA（p.136）を投与した場合はrt-PA投与24時間以降に抗血小板薬を開始し、rt-PAを投与しなかった場合は術直後より抗血小板薬を開始する。

　循環器領域では、PCI施行前からアスピリンとともに投与を開始し、薬剤溶出性ステント留置後、6か月〜1年間の間は、2剤の併用を継続する。

血管内治療で用いる際の注意ポイント

- 血管内治療直前に抗血小板薬を投与する場合、嚥下機能が低下した患者では誤嚥に注意する必要がある。
- 抗血小板薬の投与後は出血しやすくなるため、患者の転倒・転落には十分に注意する。
- クロピドグレルは、アスピリンと比較しわずかに効果が高いとの報告があるが、日本人の約20％に酵素CYP2C19の代謝能力が低い遺伝子多型が存在し、クロピドグレルの効果が不十分となる問題点もある。
- 出血傾向及びその素因のある患者、重篤な肝障害のある患者、重篤な腎障害のある患者、高血圧が持続している患者、高齢者、低体重の患者では出血の危険性が高くなるおそれがある。
- 他のチエノピリジン系薬剤に対し過敏症の既往のある患者には慎重に投与する。
- 他の出血の危険を増加させる薬剤等との相互作用に注意し、高血圧が持続する患者は十分に血圧のコントロールを行うこと。

治療前後でナースが気をつけること

- 鼻出血や吐血、尿路出血等が明らかな場合や、血圧低下や頻脈など副作用の出血を疑うようなバイタル変化があれば、直ちに医師に報告する。
- 治療後は、穿刺部が止血できているかを医師とともに確認する。

（山岡陽子、杉生憲志）

3章 抗血栓・止血薬

1 抗血小板薬

3 プレタール®（シロスタゾール）

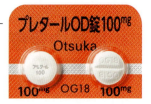

■ どんな薬？

　慢性動脈閉塞症に基づく潰瘍、疼痛及び冷感等の虚血性諸症状の改善及び脳梗塞（心原性脳塞栓症を除く）発症後の再発抑制目的で使用される。血管拡張作用を有する。

　薬理学的には、血小板及び血管平滑筋のホスホジエステラーゼ（PDE）Ⅲを選択的に阻害することで血小板凝集抑制作用や血管拡張作用を現す。

　アスピリン（p.116）より脳卒中再発予防効果があることが報告されているが、心不全患者には禁忌であるため注意が必要である。

剤形と投与方法の例
- 経口剤
- 通常、成人には1回100mgを1日2回経口投与する。年齢、体重、症状により適宜増減してもよい。
- 経鼻胃管から投与可能。

副作用
　頭痛や頻脈が比較的多い。うっ血性心不全、心筋梗塞、狭心症、心室頻拍、出血（頭蓋内出血、肺出血、消化管出血、鼻出血、眼底出血等）、胃・十二指腸潰瘍、汎血球減少、無顆粒球症、血小板減少、間質性肺炎、肝機能障害、黄疸、急性腎不全

禁忌
　心不全患者、出血している患者（血友病、毛細血管脆弱症、頭蓋内出血、消化管出血、尿路出血、喀血、硝子体出血等）、うっ血性心不全の患者、本剤の成分に対し過敏症の既往歴のある患者、妊婦または妊娠している可能性のある婦人

■ 血管内治療とどうかかわる？

　頚動脈ステント（CAS）や未破裂脳動脈瘤でステントを使用する場合、ステント血栓予防のために治療の1～2週間前から抗血小板薬を投与する。主にアスピリンとクロピドグレルの2剤を併用し投与することが多いが、人によって抗血小板薬に耐性があり、どちらかの効果が不十分であった場合、シロスタゾールを追加投与することがある。

脳梗塞治療では、血管内治療に先行してrt-PA（p.136）を投与した場合はrt-PA投与24時間以降に抗血小板薬を開始し、rt-PAを投与しなかった場合は術直後より抗血小板薬を開始する。

下肢閉塞性動脈硬化症の症例では、特に浅大腿動脈病変に対する血管内治療後、シロスタゾールを継続することで開存率が改善することが示されている。

血管内治療で用いる際の注意ポイント

- シロスタゾール内服中の患者に血管内治療を行う際は、頻脈や心不全症状に注意する。
- 他の血小板凝集を抑制する薬剤との相互作用に注意し、高血圧が持続する患者は十分に血圧のコントロールを行うこと。
- 冠動脈狭窄を合併する患者で脈拍の過度な増加は狭心症を誘発する可能性があるので注意する。
- グレープフルーツジュースにより、シロスタゾールの血中濃度が上昇し、副作用が出やすくなる。

治療前後でナースが気をつけること

- 頭痛や動悸があれば、減薬もしくは中止する必要がある。
- 治療前後の脈拍を確認し、頻脈が持続している場合は医師に報告する。
- 心不全を疑うような呼吸苦、SpO_2低下、浮腫にも注意する。
- 鼻出血や吐血、尿路出血等が明らかな場合や、血圧低下や頻脈など副作用の出血を疑うようなバイタル変化があれば、直ちに医師に報告する。
- 治療後は、穿刺部が止血できているかを医師とともに確認する。
- 抗血小板薬の投与後は出血しやすくなるため、患者の転倒・転落には十分に注意する。

（山岡陽子、杉生憲志）

3章 抗血栓・止血薬

1 抗血小板薬

4 エフィエント®（プラスグレル）

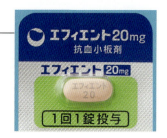

■ どんな薬？

　国産初のADP受容体阻害薬である。経皮的冠動脈形成術（PCI）が適応される急性冠症候群（不安定狭心症、非ST上昇心筋梗塞、ST上昇心筋梗塞）や安定狭心症、陳旧性心筋梗塞で使用される。

　薬理学的には、血小板膜上のADP受容体P2Y12を選択的・非可逆的に阻害することで血小板凝集を抑制する。

　プラスグレルの方がクロピドグレル（p.118）より効果発現が早く、酵素CYP2C19の代謝能力が低い遺伝子多型の影響が少ない。

剤形と投与方法の例

- 経口剤
- 通常、成人には、投与開始日に20mgを1日1回経口投与（ローディング）し、その後、維持用量として1日1回3.75mgを経口投与する。
- OD錠があり、水なしでも内服しやすい。
- 経鼻胃管から投与可能。

> **ローディング**
> 　ローディングとは、ローディングドーズ投与のことで、負荷投与とも呼ばれる。緊急ステント治療などで急遽抗血小板剤療法が必要となった際に、早期に目標とする血中濃度に到達させるための投与設計である。感染症の抗菌剤投与の際にもしばしば使われる。エフィエント®ではローディングドーズとして20mg、維持量として3.75mgの2種類の製剤が用意されている。

副作用

　皮下出血、鼻出血、血尿、血管穿刺部位血腫、皮下血腫

　重大な副作用として出血（頭蓋内出血、消化管出血、心嚢出血等）、血栓性血小板減少性紫斑病（TTP）、過敏症がある。

禁忌

出血している患者（血友病、頭蓋内出血、消化管出血、尿路出血、喀血、硝子体出血等）、本剤の成分に対し過敏症の既往歴のある患者

血管内治療とどうかかわる？

PCI適用患者の血栓性イベント予防のため、アスピリンと併用される。アスピリン＋クロピドグレルの2剤併用より心血管イベントを減少させたとの報告もあり、使用されることが多くなった。薬剤溶出性ステント留置後、6か月〜1年間の間は、2剤の併用を継続する。緊急ステント留置術となった場合には負荷投与（ローディング）が必要となる。

血管内治療で用いる際の注意ポイント

- 冠動脈造影前に初回負荷投与を行う場合は、出血のリスクが高まるため穿刺部位等からの出血に十分注意する。
- 高血圧が持続する患者は十分な血圧コントロールを行うこと。
- 経口抗凝固薬（ワルファリン等）、アスピリンの併用で出血のリスクが高まる可能性がある。

治療前後でナースが気をつけること

- 抗血小板薬の投与後は出血しやすくなるため、患者の転倒・転落には十分に注意する。
- 出血が明らかな場合や、血圧低下や頻脈など副作用の出血を疑うようなバイタル変化があれば、直ちに医師に報告する。
- 治療後は、穿刺部が止血できているかを医師とともに確認する。

（山岡陽子、杉生憲志）

3章 抗血栓・止血薬

1 抗血小板薬

5 パナルジン®（チクロピジン）

■ どんな薬？

　チエノピリジン系抗血小板薬。肝障害や血小板減少など重大な副作用が主に投与開始2か月以内に発現し、死亡に至る例が報告されたため、現在はあまり使用されておらず、クロピドグレル（p.118）が主流となっている。

　薬理学的には、血小板膜上のアデノシンニリン酸（ADP）受容体サブタイプP2Y12を選択的・非可逆的に阻害することで血小板凝集を阻害する。効果発現時間は2時間と比較的短い。

剤形と投与方法の例

- 経口剤
- 通常、成人1日200～300mg（錠：2～3錠または細粒：2～3g）を2～3回に分けて食後に経口投与する。
- 経鼻胃管から投与可能。

副作用

　血栓性血小板減少性紫斑病（TTP）、無顆粒球症、重篤な肝障害、再生不良性貧血を含む汎血球減少、赤芽球癆、血小板減少症、中毒性表皮壊死融解症（TEN）、皮膚粘膜眼症候群（Stevens-Johnson症候群）、多形滲出性紅斑、紅皮症（剥脱性皮膚炎）、消化性潰瘍、急性腎障害、間質性肺炎、SLE様症状

禁忌

　出血している患者（血友病、毛細血管脆弱症、消化管潰瘍、尿路出血、喀血、硝子体出血等）、重篤な肝障害のある患者、白血球減少症の患者、チクロピジンによる白血球減少症の既往歴のある患者、チクロピジンに対し過敏症の既往歴のある患者

■ 血管内治療とどうかかわる？

　脳梗塞治療では、血管内治療に先行してrt-PA（p.136）を投与した場合はrt-PA投与24時間以降に抗血小板薬を開始し、rt-PAを投与しなかった場合は術直後より抗血小板薬を開始する。

血管内治療で用いる際の注意ポイント

- 術中に血栓性血小板減少性紫斑病（TTP）が疑われるような精神神経症状・発熱・腎機能障害、無顆粒球症が疑われるような発熱・咽頭痛・倦怠感、重篤な肝障害が疑われるような悪心や嘔吐・倦怠感・掻痒感・眼球黄染・褐色尿などに注意する。
- 出血（鼻出血や吐血、尿路出血等）にも注意する。
- 本剤を新たに開始する場合、TTP、無顆粒球症、重篤な肝障害等など重大な副作用が主に投与開始後2か月以内に発現することがあるため、適応を十分に検討すること。
- 他の出血の危険を増加させる薬剤等との相互作用に注意し、高血圧が持続する患者は十分に血圧のコントロールを行うこと。

治療前後でナースが気をつけること

- 血栓性血小板減少性紫斑病（TTP）、無顆粒球症、重篤な肝障害に注意する。
- 血圧低下や頻脈など副作用の出血を疑うようなバイタル変化があれば、直ちに医師に報告する。
- 治療後は、穿刺部が止血できているかを医師とともに確認する。

（山岡陽子、杉生憲志）

3章 抗血栓・止血薬

6　1 抗血小板薬
カタクロット®（オザグレル）

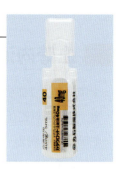

■ どんな薬？

　代謝経路であるアラキドン酸カスケード中のトロンボキサンA_2（TXA_2）合成酵素を選択的に阻害して血小板活性化に伴うTXA_2産生を抑制し、血小板凝集能を抑制するとともに、血管拡張作用ならびに血小板活性化抑制作用をもつプロスタサイクリンの産生を促進して、両者のバランス異常を改善する。

　くも膜下出血術後の脳血管れん縮及びこれに伴う脳虚血症状の改善、脳血栓症（急性期）に伴う運動障害の改善目的で使用される。

　発症5日以内の急性期脳梗塞（心原性を除く）治療では内服の抗血小板薬と合わせて使用することが多い。

剤形と投与方法の例
- 注射剤
- 電解質液や糖液に溶解して静脈内投与する。
- くも膜下出血の脳血管れん縮で使用する場合、80mg/日、24時間かけて持続静注する。
- 脳梗塞では80mg/回、2時間かけて1日朝夕2回の持続静注する。

副作用
　出血（出血性脳梗塞、硬膜外出血、脳内出血、消化管出血、皮下出血、血尿等）、ショック、アナフィラキシー、肝機能障害、黄疸、血小板減少、白血球減少、顆粒球減少、腎機能障害

禁忌
　出血している患者（出血性脳梗塞、硬膜外出血、脳内出血又は脳室内出血を合併している患者）、脳塞栓症の患者、本剤の成分に対し過敏症の既往歴のある患者

■ 血管内治療とどうかかわる？

　血管内治療中、新たに脳梗塞を認めた場合に本剤を投与することがある。

　くも膜下出血では脳血管れん縮予防のため急性期治療後から開始することが多い。そのため脳血管れん縮で緊急カテーテルを施行する場合に、集中治療室から投与されてきている可能性が高い。

血管内治療で用いる際の注意ポイント

- 本剤投与により出血しやすくなるため、症状やバイタルの変化に十分に注意し、緊急時の対応ができるよう準備をしておく。

治療前後でナースが気をつけること

- カルシウムを含む輸液で希釈すると白濁することがあるため、カルシウムを含む輸液（ラクテック、ビカーボンほか）を希釈に用いるときは、本剤80mgあたり300mL以上の輸液を使用すること。
- 出血が明らかな場合や、血圧低下や頻脈など副作用の出血を疑うようなバイタル変化があれば、直ちに医師に報告する。
- 治療後は、穿刺部が止血できているかを医師とともに確認する。

（山岡陽子、杉生憲志）

3章 抗血栓・止血薬

2 抗凝固薬

7 ヘパリン（ヘパリン）

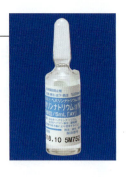

■ どんな薬？

　血液凝固阻止薬剤として使用される。血液凝固系には第Ⅰから第ⅩⅢまでの血液凝固因子や血漿プレカリクレイン、高分子キニノーゲンなどが働いているが、多くの因子がこれらを調節している。これらの調節因子のうち、アンチトロンビンⅢ（ATⅢ）がヘパリンにより活性化され、トロンビンを始め第Ⅸa～Ⅻa因子及びカリクレインを阻害することによって、血液凝固を抑制する。

剤形と投与方法の例
　注射剤：1A（5mL、5000ヘパリン単位など）を静注。

副作用
　ショック、アナフィラキシー、出血、血小板減少、ヘパリン起因性血小板減少症（HIT）等に伴う血小板減少・血栓症など

禁忌
　出血しているまたは出血する可能性のある患者、重篤な肝障害・腎障害のある患者、中枢神経系の手術又は外傷後日の浅い患者、本剤の成分に対して過敏症の既往歴のある患者、ヘパリン起因性血小板減少症（HIT）の既往歴のある患者

■ 血管内治療とどうかかわる？

　血管カテーテル挿入時の血液凝固の防止、術中・術後の血栓塞栓症の治療及び予防として使用される。

■ 血管内治療で用いる際の注意ポイント

- 血管内治療ごとに適切と思われる活性化凝固時間（ACT）目標を設定し、適宜モニタリングを行う。
- 血液凝固能検査等の出血管理を十分に行いつつ使用すること
- 本剤の抗凝固作用を急速に中和する必要のある場合にはプロタミン（p.142）を投与する。
- 本剤投与後にHITが現れることがある。四肢が腫脹、皮膚が暗色に変化したり、発熱・悪寒、

呼吸困難、胸痛、悪心・嘔吐、頻脈などの変化に注意する。HITを疑った際は採血で血小板値を確認する。HITの際はヘパリンの投与を中止して、代替薬であるアルガトロバン（p.132）などの投与を開始する。

治療前後でナースが気をつけること

- 重篤な出血が現れることがあるので、観察を十分に行うこと。
- 血液凝固能が著しく低下し、抗凝血作用を急速に中和する必要がある場合にはプロタミン（p.142）を投与するため、本剤を使用する際には必ずプロタミンも準備しておくこと。
- 半減期約1.5時間と短いため、投与時の時刻を正確に記録しておく。
- 1時間毎のACT測定または追加投与が必要になる場合も多く、投与後何分で声がけをするかなども事前に決めておくことが望ましい。
- ヘパリン投与後にHITを疑った場合、直ちに医師に報告、採血できるよう準備をしておく。

（山岡陽子、杉生憲志）

3章 抗血栓・止血薬

2 抗凝固薬

8 ワーファリン
（ワルファリン）

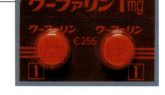

■ どんな薬？

　本剤は、ビタミンK作用に拮抗し肝臓におけるビタミンK依存性血液凝固因子（プロトロンビン、第Ⅶ、Ⅸ、Ⅹ因子）の生合成を抑制して抗凝固効果及び抗血栓効果を発揮する。静脈血栓症、心筋梗塞、肺塞栓症、脳塞栓症、緩徐に進行する脳塞栓症等の血栓塞栓症の治療及び予防に使用される。歴史のある抗凝固薬で、新規抗凝固薬と比較して安価である。しかし感受性には個体差が大きく、同一個人でも変化することがあるため、コントロールが難しい。プロトロンビン時間-国際標準比（PT-INR）を定期的に測定し、投与量を微調整する必要がある。

　出血等の副作用の場合、本剤を中止し、ビタミンK製剤の投与を要することがある。重篤な出血が出現した場合はプロトロンビン複合体（ケイセントラ®）の静注又は新鮮凍結血漿の輸注等も考慮する。

　納豆やクロレラ食品及び青汁と相互作用があるため、食事制限あり。

剤形と投与方法の例

- 経口剤
- 血液凝固能検査（プロトロンビン時間及びトロンボテスト）の検査値に基づき投与量を決定し、血液凝固能管理を十分に行いつつ使用する。初回量を1日1回経口投与後、数日間かけて血液凝固能検査で目標治療域に入るよう調節し、維持量を決定する。通常、成人維持量は1日1回1～5mg程度となることが多い。

副作用

　出血、皮膚壊死、カルシフィラキシス（透析で発症する難治性の皮膚潰瘍）、肝機能障害、黄疸

　多くの薬剤と相互作用あり。

- 本剤と抗悪性腫瘍薬カペシタビンとの併用により、本剤の作用が増強し出血が発現する可能性がある。急に投与を中止した場合、血栓を生じるおそれがあるので徐々に減量する。
- ビタミンK製剤投与中の患者では本剤の効果が発現しないため注意する。

禁忌

　出血している患者、出血する可能性のある患者（内臓腫瘍、消化管の憩室炎等）、重篤な肝障

害・腎障害のある患者、中枢神経系の手術又は外傷後日の浅い患者、本剤の成分に対し過敏症の既往歴のある患者、妊婦又は妊娠している可能性のある婦人、骨粗鬆症治療薬ビタミンK_2製剤を投与中の患者、抗リウマチ薬イグラチモドを投与中の患者、抗真菌薬ミコナゾールを投与中の患者

血管内治療とどうかかわる？

　急性期脳梗塞のうち、心原性が疑われた場合に術後から本剤の内服を開始する。逆に、心房細動の既往で本剤内服中の患者が脳梗塞を発症し、血管内治療を行うこともある。
　静脈血栓症や肺塞栓症では、フィルター留置等の血管内治療後に本剤の投与を行う。

血管内治療で用いる際の注意ポイント

- 本剤投与中の患者で、術中に抗凝固作用が必要な場合は、本剤は一時中止し、その間はヘパリンを使用する。
- 出血症状やバイタルの変化に十分に注意し、血圧高値となれば降圧薬を投与したり、ショックになれば救急カートがすぐ出せる状態にしておく。

治療前後でナースが気をつけること

- 出血を疑うような急激な血圧上昇や、バイタルに変化があれば直ちに医師に報告する。
- 治療後は、鼻出血や血尿など新たな出血がないか確認し、穿刺部が止血できているかを医師とともに確認する。
- 本剤を使用する際は、救急カートの準備をしておくこと。

（山岡陽子、杉生憲志）

3章 抗血栓・止血薬

2 抗凝固薬

9 スロンノン®HI
（アルガトロバン）

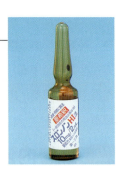

■ どんな薬？

本剤は、抗凝固薬であり、抗トロンビン薬に分類される。酵素トロンビンの作用を選択的に阻害し、フィブリン形成、血小板凝集、血管収縮を抑制する。脳血栓症急性期や、未分画ヘパリン使用時に生じる重大な副作用であるヘパリン起因性血小板減少症（heparin-induced thrombocytopenia：HIT）発症時の代替薬として用いられる。

剤形と投与方法の例
- 注射剤
- 静脈内投与

副作用
出血性脳梗塞、脳出血・消化管出血等の出血性イベント、アナフィラキシーショック、劇症肝炎等の肝障害、黄疸等の報告がある。

禁忌
出血、脳塞栓症あるいはその可能性のある患者、重症な意識障害を伴う大梗塞の患者には、出血性イベントの増悪をきたしうるため禁忌とされている。

■ 血管内治療とどうかかわる？

- 脳血栓症急性期：はじめの2日間は1日6管（60mg）を適当量の輸液で希釈し、24時間かけて持続点滴静注する。その後の5日間は1回1管（10mg）を適当量の輸液で希釈し1日朝夕2回、1回3時間かけて点滴静注する。

- HITにおける血栓症の発症抑制に用いる場合：そのまま又は適当量の輸液で希釈し、0.7μg/kg/分より点滴静注を開始し、APTT（活性化部分トロンボプラスチン時間）を指標に1.5～3倍（100秒以下）に調節する。肝障害のある患者では、低用量から投与を開始する。

- HIT既往のある患者におけるPCI施行時：そのまま又は適当量の輸液で希釈し、0.1mg/kgを3～5分で静脈内投与した後、6μg/kg/分を目安に、術後4時間まで持続静注を行う。術後4時間後以降にも継続使用が必要な場合は、0.7μg/kg/分に減量の上、血栓治療時と同様に調節する。

＊APTT測定目安は投与開始2時間後と、投与量変更2時間後。出血傾向や肝障害のある場合は、投与開始あるいは投与量変更後6時間後にもAPTTを測定するのが望ましい。

血管内治療で用いる際の注意ポイント

- 出血、脳塞栓症あるいはその可能性のある患者、重症な意識障害を伴う大梗塞の患者には、出血性イベントの増悪をきたしうるため推奨されない。

治療前後でナースが気をつけること

- 稀ながらアナフィラキシーショックの報告もあるため、酸素飽和度をモニタリングしつつ、心電図を持続的に監視し、脈拍・血圧を頻回に測定する。
- 頻脈、血圧低下、酸素飽和度の低下等の異常所見が認められた場合には、直ちに医師に相談の上、原因検索を含めた対応が推奨される。
- ヘパリン使用下での血管内治療時と同様に、手技中はACT（活性化凝固時間）やAPTTを指標に適切なモニタリングが必要である。

（川北祝史、渡邊敦之）

3章 抗血栓・止血薬

3 血栓溶解薬

10 ウロナーゼ
（ウロキナーゼ）

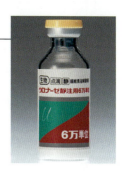

■ どんな薬？

　この薬剤は、ウロキナーゼ型プラスミノゲン・アクチベーター（uPA）という血栓溶解薬である。作用機序は血中でプラスミノゲンを分解し、生じたプラスミンによりフィブリン分解をきたすことで血栓溶解作用を有する。血栓の主体であるフィブリンとの親和性は組織型プラスミノゲン・アクチベーター（rt-PA、p.136）よりも弱い。

　適応は、発症5日以内の脳血栓症、発症10日以内の末梢動・静脈閉塞症、発症6時間以内の急性心筋梗塞における冠動脈血栓の溶解である。

剤形と投与方法の例

- 注射剤
- 薬剤の溶解には生理食塩水またはブドウ糖液を用いて、溶解後は速やかに使用する。

例：24万単位を投与する場合
　ウロキナーゼ注（6万単位）4バイアルを生理食塩水40mLに混和し、静脈内投与する。
　ウロナーゼ冠動注用（12万単位）2バイアルを生理食塩水20mLに混和し、約10秒で冠動脈内投与する。

副作用
　重篤な出血、心破裂、心室中隔穿孔、心タンポナーデ、心室細動、心室頻拍、ショック

禁忌
　出血している患者、頭蓋内あるいは脊髄の手術又は障害を受けた患者（2か月以内）、頭蓋内腫瘍・動静脈奇形・動脈瘤のある患者、出血性素因のある患者、重篤な高血圧症患者、重篤な意識障害を伴う患者

■ 血管内治療とどうかかわる？

　rt-PAよりも血栓親和性が低いため、現状我が国において脳血栓症の治療はrt-PAが中心であり、本剤が用いられることはほとんどない。主には静脈血栓症などの末梢動・静脈閉塞症と急性心筋梗塞に対して用いられる。

　末梢動・静脈閉塞症に対して使用する場合は、静脈内投与による全身投与と血管内治療による

局所投与の場合がある。

　急性心筋梗塞に対して使用する場合は、経カテーテル的な冠動脈内投与に限定される。急性心筋梗塞に対する冠動脈インターベンションが全国的に浸透している我が国においては、冠動脈インターベンションを行わずに血栓溶解療法のみで治療することは稀であり、心筋梗塞に対して使用する場合は冠動脈内投与が中心となる。その場合、多くは冠動脈の動脈硬化による器質的狭窄が軽度の場合であり、特に血栓による閉塞が認められる場合である。

血管内治療で用いる際の注意ポイント

- 末梢動・静脈閉塞症の場合は、6万から24万単位/日で投与を開始し、漸減して約7日間使用する。
- 急性心筋梗塞に対する冠動脈内投与の場合は、48万から96万単位を投与する。
- いずれの場合も病状によって投与量を調整し、多孔カテーテルなどを用いて投与することが一般的であるため、具体的な投与方法は医師の指示に従う。

治療前後でナースが気をつけること

- rt-PAよりも血栓に対する親和性は低いが、最も注意を要するのは出血である。投与前に患者の情報および状態を把握し、禁忌事項が含まれていないか確認する。
- 投与中および投与後は、バイタルサイン、心電図のモニタリングを十分に行い、出血などの副作用が生じていないか確認をする。

（江尻健太郎、渡邊敦之）

3章 抗血栓・止血薬

3 血栓溶解薬
11 グルトパ®（アルテプラーゼ）

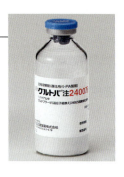

■ どんな薬？

　遺伝子組み換え組織型プラスミノゲン・アクチベータ（rt-PA）という血栓溶解薬である。血栓に特異的に吸着し血栓上でプラスミノーゲンをプラスミンに変換させ、生成したプラスミンがフィブリンを分解し、血栓を溶解する。

　脳梗塞発症4.5時間以内に使用されるが、少しでも早く開始することで良好な転帰が期待できる。血栓を溶解する効果が高いため、出血が重症化する可能性がある。

　投与量は体重に応じて決定し、投与方法も詳細に決められている。禁忌事項も多く、投与中及び投与から24時間は厳格な血圧管理及び頻回の意識状態、神経症状の観察が必要である。出血のリスクが高くなるため、本剤投与24時間以内はその他の抗血栓薬は投与しない。

剤形と投与方法の例
- 注射剤
- 「rt-PA適正治療指針」に準じ静注。

副作用

　主な副作用は出血性脳梗塞、皮下出血、肝機能異常、口腔内出血、血尿

　重大な副作用は、脳出血、消化管出血、肺出血、後腹膜出血、出血性脳梗塞、脳梗塞、ショック、アナフィラキシー様症状、心破裂、心タンポナーデ、血管浮腫、心室細動、心室頻拍等の重篤な不整脈

禁忌

- 出血している患者（頭蓋内出血、消化管出血、尿路出血、後腹膜出血、喀血）
- くも膜下出血の疑いのある患者、脳出血を起こすおそれの高い患者（投与前に適切な降圧治療を行っても、収縮期血圧が185mmHg以上又は拡張期血圧が110mmHg以上の患者、投与前の血糖値が400mg/dLを超える患者、投与前のCTで早期虚血変化が広範に認められる患者、投与前CTまたはMRIで正中線偏位などの圧排所見が認められる患者、3か月以内に脳梗塞の既往や頭蓋内あるいは脊髄の手術又は障害を受けた患者）
- 出血するおそれの高い患者（21日以内に消化管出血又は尿路出血の既往がある患者、14日以内に大手術を受けた患者、投与前の血小板が100,000/mm^{3}以下の患者、抗凝固療法中の

患者で投与前のPT-INRが1.7を超えるか又はaPTTが延長している患者）
- 重篤な肝障害のある患者
- 急性膵炎の患者
- 投与前の血糖値が50mg/dL未満の患者
- 発症時にけいれん発作が認められた患者
- 本剤の成分に対し過敏症の既往歴のある患者

血管内治療とどうかかわる？

急性期脳梗塞では、発症から4.5時間以内の場合に血管内治療に先行して本剤を投与する。本剤を投与しながらカテーテル室に搬入されることが多い。

血管内治療で用いる際の注意ポイント

- 本剤投与により出血しやすくなるため、症状やバイタルの変化に十分に注意し、緊急時の対応ができるよう準備をしておく。
- 本剤の投与により頭蓋内出血の発現に十分注意する。
- 胸部大動脈解離あるいは胸部大動脈瘤破裂を合併している可能性のある患者の使用では適応を十分検討すること。

治療前後でナースが気をつけること

- 血栓を溶解する効果が高いため、頭蓋内出血を疑うような急激な血圧上昇や、バイタルに変化があれば直ちに医師に報告する。
- 治療後は、鼻出血や血尿など新たな出血がないか確認し、穿刺部が止血できているかを医師とともに確認する。
- 本剤を使用する際は、緊急時に対応ができる準備をしておくこと。

（山岡陽子、杉生憲志）

3章 抗血栓・止血薬

4 止血（拮抗）薬

12 アドナ® （カルバゾクロム）

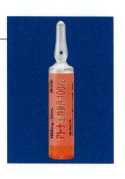

■ どんな薬？

　細血管に作用して、血管透過性亢進を抑制し、血管抵抗値を増強する。血液凝固・線溶系に影響することなく出血時間を短縮し、止血作用を示す。

剤形と投与方法の例
- 注射剤：1A（25、50、100mg）
- 通常成人1日25〜100mgを静脈内注射または点滴静注する。なお、年齢、症状により適宜増減する。

副作用
　ショック、アナフィラキシー、発疹が挙げられるが、総症例1,110例で副作用が報告されたものはなかった。

禁忌
　禁忌はなく、本剤の成分に対し過敏症の既往歴のある患者には慎重投与となっている。

■ 血管内治療とどうかかわる？

　予期しない術中・術後に発生する出血の際に、適切な止血処置に追加する形で補助的にさらなる止血効果を期待して使用する。

■ 血管内治療で用いる際の注意ポイント

- ショック・アナフィラキシー以外では血圧、循環動態には影響を及ぼす可能性は少ないため、止血処置の追加治療として追加される。
- あくまで補助的な効果を期待して投与されるということを念頭に置く必要がある。

治療前後でナースが気をつけること

- 頻度不明であるが、重篤な副作用としてショック、アナフィラキシーを起こすことがあるので、観察を十分に行い、異常が現れた場合は投与を中止し、適切な処置を行う必要がある。
- 「ワンポイントカットアンプル」を使用しているので、カット部をエタノール綿等で清拭した後、ヤスリを用いず、アンプル枝部のマークの反対方向に折り取ること。

(山岡陽子、杉生憲志)

3章 抗血栓・止血薬

4 止血（拮抗）薬

13 トランサミン®
（トラネキサム酸）

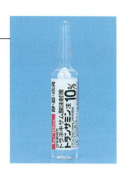

■ どんな薬？

　抗線溶薬である。凝固した血液（フィブリン塊）は線維素溶解（線溶）系により徐々に溶解されるが、フィブリンを分解するのはプラスミンである。本薬はプラスミンの前駆物質であるプラスミノーゲンからプラスミンの変換を阻害すると共に、プラスミンのフィブリンへの結合を阻害してフィブリンの溶解を防ぐ。

剤形と投与方法の例
- 注射剤：1A（10mL、トラネキサム酸1,000mg）
- 術中・術後などには必要に応じ1回500～1,000mgを静脈内注射するか、または500～2,500mgを点滴静注する。なお、年齢、症状により適宜増減する。

副作用
　重大な副作用は、ショック、アナフィラキシー
　その他の副作用は、掻痒感、発疹、悪心、嘔吐、食欲不振、一過性の色覚異常（静脈内注射時）、眠気、頭痛

禁忌
　トロンビンを投与中の患者、本剤の成分に対し過敏症の既往歴のある患者
　併用注意としては
- 凝固促進薬ヘモコアグラーゼ：血栓形成傾向が現れるおそれ
- 抗血栓薬バトロキソビン：血栓、塞栓症を起こすおそれ
- 凝固因子製剤（エプタコグアルファ等）：線溶系活性が強い部分（口腔など）で凝固系がより亢進するおそれ

■ 血管内治療とどうかかわる？

　術中・術後に発生する出血の際に、適切な止血処置に追加する形でさらなる止血効果を期待して使用する。

血管内治療で用いる際の注意ポイント

- 血栓のある患者及び血栓症が現れるおそれのある患者では、血栓を安定化するおそれがあるため投与する場合には慎重に投与する必要がある。

治療前後でナースが気をつけること

- 併用禁忌、併用注意薬が処方されていないか事前の確認が必要である。
- 重篤な副作用としてショック、けいれんを起こすことがあるので、観察を十分に行い、異常が現れた場合は投与を中止し、適切な処置を行う必要がある。
- 静脈内注射時にはゆっくり投与すること（急速に投与すると、まれに悪心、胸内不快感、心悸亢進、血圧低下等が現れることがある）

（山岡陽子、杉生憲志）

3章 抗血栓・止血薬

4 止血（拮抗）薬

14 プロタミン（プロタミン）

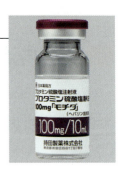

どんな薬？

　この薬は、ヘパリン（p.128）の中和薬として使用される。ヘパリンは、アンチトロンビンを活性化し、抗凝固作用の賦活を通して凝固系を抑制する。プロタミンは、このアンチトロンビンと拮抗しプロタミン・ヘパリン複合体を形成することでヘパリンの抗凝固作用を中和する。投与後はAPTT（活性化部分トロンボプラスチン時間）やACT（活性化凝固時間）を測定して評価する必要がある。

　低分子ヘパリンに対する中和効果は不十分であり、抗血栓薬フォンダパリヌクスに対する中和効果はない。また、プロタミンは過量投与により、抗凝固作用が出現することがある。

剤形と投与方法の例
- 注射剤
- 静脈内投与

副作用
　ショック、アナフィラキシー様症状、肺高血圧症、呼吸困難、血圧降下、徐脈、一過性皮膚潮紅、温感、悪心、嘔吐

禁忌
　本剤の成分に対して過敏症の既往歴のある患者

血管内治療とどうかかわる？

　心臓に対する侵襲的な処置をしている場合に出現したヘパリン過量投与時、あるいは血液透析、人工心肺等の血液体外循環後のヘパリン作用の中和剤として用いられる。

血管内治療で用いる際の注意ポイント

- 添付文書上、ヘパリン1000単位に対して、プロタミン硫酸塩として10〜15mgを投与し、投与時は、通常1回につきプロタミン硫酸塩として50mgを超えない量を生理食塩水または5％ブドウ糖注射液で希釈し、静脈注射するとされている。しかし、手技時間やヘパリンを投与してからの時間、ACT、APTTの値によっても、量は検討されるべきであり、医師の指示

を確認することが必要である。
- プロタミン含有インスリン製剤又はプロタミン投与歴のある患者はプロタミンに感作されている可能性があり、投与によりショックや重篤なアナフィラキシー反応を示すことが報告されている。そのため、インスリン又はプロタミン使用歴の有無の確認は必要で、使用する場合には、投与後にショック、アナフィラキシー反応の有無を評価することが必要である。

治療前後でナースが気をつけること

- 投与前にインスリンの使用歴の有無の確認をすることや、ショック、アナフィラキシー反応の有無について要観察する。
- ショックとなる恐れがあるため、脈拍・血圧・酸素飽和度を頻回に測定することが望ましい。
- 投与後はAPTTやACTを測定して評価する必要がある。

（森本芳正、西井伸洋）

| 3章 | 抗血栓・止血薬 |

4 止血（拮抗）薬

15 プリズバインド®
（イダルシズマブ）

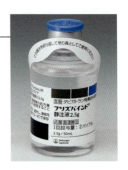

どんな薬？

　イダルシズマブは、ダビガトランの中和薬として使用される。ダビガトランはトロンビンを直接阻害することで凝固系を抑制する薬剤であり、近年、非弁膜症性心房細動患者に対して、ワーファリンに代わり使用頻度が増加している直接経口抗凝固薬（direct oral anticoagulants：DOAC）のうちの一つである。

　イダルシズマブは、このダビガトランに特異的に結合することにより、その抗凝固作用を、投与直後より中和する薬剤である。基本的には、ダビガトランの抗凝固作用の中和以外の作用として、凝固促進作用や抗凝固活性はなく、血液凝固・線溶系には影響を与えないとされている。

　DOACは、ダビガトランを含め4種類市販されているが、イダルシズマブはダビガトランのみに抗凝固作用の中和作用を示す。また、イダルシズマブ投与24時間後より、ダビガトランは再開可能である。

剤形と投与方法の例

- 注射剤
- イダルシズマブは、他の薬剤と混合しないように注意する。イダルシズマブ投与時に既存の静脈ラインを使用する場合には、他の薬剤との混合を避けるため、イダルシズマブ注入前後にラインを生理食塩水でフラッシュすることが必要である。
- イダルシズマブの溶液をバイアルから取り出した後は、速やかに投与を開始する必要がある。点滴静注をする場合には、1バイアル（イダルシズマブ2.5g含量）につき5〜10分かけて、全用量2バイアルを連続して点滴静注する。また、2バイアルをシリンジに吸い、急速静注することも可能である。

副作用

　ショック、アナフィラキシー、血小板減少症、脳血管発作、頭痛、心停止、心房血栓症、徐脈、上室性頻脈、深部静脈血栓症、低血圧、肺塞栓症、胃腸障害、発疹、四肢痛、溢出、注入部位疼痛

禁忌

　本剤の成分に対して過敏症の既往歴のある患者

血管内治療とどうかかわる？

　ダビガトラン投与中の侵襲的な処置をしている場合に出現した、生命を脅かす出血、または止血困難な出血の発現時にダビガトランの抗凝固作用の中和剤として用いられる。

血管内治療で用いる際の注意ポイント

- 副作用に注意し、ショックが疑われる場合は医師に直ちに報告する。
- 血栓症、塞栓症の発現に注意する。

治療前後でナースが気をつけること

- ショックとなる恐れがあるため、脈拍、血圧、酸素飽和度を頻回に測定することが望ましい。
- ショック、アナフィラキシー反応の有無について要観察する。
- ダビガトランの特異的拮抗薬であるため、その他のDOACの拮抗薬とはならない。そのため、ダビガトラン内服の確認と最終内服時間の確認が必要である。
- 点滴ラインは他の薬剤と混合しないように注意する必要がある。

（森本芳正、西井伸洋）

4章 造影剤

4章 造影剤

1 ヨード造影剤

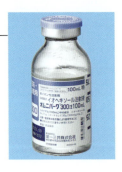

■ どんな薬？

X線画像やCT画像を撮影する際に、血管内へ注入することで血管や臓器にコントラストをつけて、診断や治療を行うための薬剤である。

剤形と投与方法の例
- 注射剤
- 無色透明の液体で、インジェクター、ビーカーに出して使用。希釈せず、原液のまま用いることが多い。

副作用
　くしゃみ、発疹、皮膚掻痒感、嘔気、嘔吐、ショック、血圧低下、意識障害等
- ビグアナイド系の糖尿病薬（メトホルミンなど）を服用している場合、腎機能に応じて使用前後での中止が必要

禁忌
　ヨード又はヨード造影剤に過敏症の既往歴のある患者、重篤な甲状腺疾患のある患者、気管支喘息のある患者、腎機能が低下している患者、副腎の褐色細胞腫・パラガングリオーマの疑いのある患者

■ 血管内治療とどうかかわる？

　血管内に挿入したカテーテルから造影剤を注入することで、X線透視画像上に血管や腫瘍が描出されるようになる。標的病変までの血管解剖、動脈瘤の形態やサイズ、血管の狭窄や閉塞部位、腫瘍の栄養血管の同定など、診断や治療に欠かせない情報を得ることができるため、血管内治療になくてはならない薬剤である。

■ 血管内治療で用いる際の注意ポイント

- 投与に伴って副作用が起こる可能性があり、使用する際は常に注意が必要である。
- 粘稠な液体であり、床などにこぼすと拭き取りが大変である。撮影装置に付いてしまった場合は検査を中断しないといけなくなることもある。

治療前後でナースが気をつけること

- 様々な容量、ヨード濃度の造影剤があり、使用前に確認することが必要である。
- 様々な副作用を生じる薬剤であるため、どのような副作用が起こるのか知っておくことが重要である。
- これまで造影剤を何度も使用していて、副作用を生じた経験のない患者さんでも副作用を生じることがあるので、初回投与かどうかにかかわらず副作用の発現の有無を観察し、症状やその対処法について知っておく。
- アナフィラキシーショックが起こることがあるため、造影剤の注入前後で血圧や心拍数、呼吸状態の変動がないか、注意深く観察する。
- 嘔気、嘔吐による突然の体動にも注意が必要である。
- 発疹を生じることもあるため、治療前に皮膚の状態をよく観察しておき、治療後に滅菌シーツを除去した後、発疹がないか確認する。

（冨田晃司）

5章 循環器内科で用いる薬剤

5章 循環器内科で用いる薬剤

1 冠動脈、末梢血管系

1 シグマート®（ニコランジル）

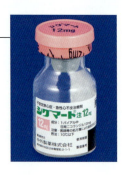

■ どんな薬？

　ニコランジルは冠動脈拡張薬として使用される。血管平滑筋細胞のATP感受性Kチャネルを開口し、血管の平滑筋細胞を弛緩させることで末梢循環を改善させる作用がある。また体内で代謝されることで一酸化窒素（NO）を生成し、NOが血管拡張に作用する。ニトロプルシド（p.154）や硝酸イソソルビドと比べると血圧下降作用が低く、冠動脈の末梢循環の改善のために本剤を選択されることがある。

剤形と投与方法の例

- 注射剤
- 単回冠注の場合（適応外）
  2V（＝24mg）を3号液200mLに混和し計200mL（0.12mg/mL）とする。
  10mL（1.2mg）を冠動脈内へ慎重にゆっくり冠注する。
- 持続静注の場合
  上記のものを持続点滴するか、4V（＝48mg）を生食48mLに溶解（1mg/mL）したものを2～6mg/時間で持続点滴投与する。

副作用

　血圧低下、頭痛
　また頻度不明であるが肝機能障害、黄疸、血小板減少が報告されている。

禁忌

　重篤な脳機能障害のある患者、重篤な低血圧又は心原性ショックのある患者、Eisenmenger症候群又は原発性肺高血圧症のある患者、右室梗塞のある患者、脱水症状のある患者、ホスホジエステラーゼ5阻害薬、又はグアニル酸シクラーゼ刺激薬を投与中の患者。重篤な肝・腎機能障害のある患者、閉塞隅角緑内障のある患者

■ 血管内治療とどうかかわる？

　冠動脈のカテーテル治療中、バルーン拡張やステント留置後に末梢への血液の灌流障害が生じることがある（Slow flow現象）。これは治療中の冠動脈プラークへの機械的刺激によりプラー

ク砕片が冠動脈の末梢を塞栓する、もしくは冠動脈の末梢がれん縮（スパスム）を引き起こすことによって生じる。冠動脈の血流の低下に伴い、心機能が低下することで血圧が下がることもある。患者の術中血圧が低い場合、硝酸イソソルビドやニトロプルシドが使いづらいとき、ニコランジルを使い冠動脈の末梢循環を拡張させることでSlow flow現象の改善が期待できる。

またSlow flow現象の予防のため、カテーテルの治療開始前より点滴の側管から持続投与される場合もある。

血管内治療で用いる際の注意ポイント

- Slow flow現象は、急性心筋梗塞や不安定狭心症など破綻しやすい冠動脈プラークを有する症例で起こりやすい。また、ロータブレーターなどアテレクトミーデバイス手技中にもしばしば生じる。
- Slow flow現象が生じると冠動脈の血液灌流が非常に悪くなり胸痛症状や血圧低下が生じるため、できるだけ早く対処する必要がある。
- 本薬剤をはじめ種々の血管拡張薬を速やかに準備しておく必要がある。

治療前後でナースが気をつけること

- 本剤を使用するときは希釈方法を医師に必ず確認し、ダブルチェックする。
- Kチャネル開口作用があるため、冠動脈に急速に投与することで心筋Kチャネルを開口し心筋収縮の低下をきたすだけでなく心室細動が生じることがある。投与量を確認するとともに投与中は心電図に注意する。
- 投与中より血圧低下が生じることがあるため、血圧を監視する。
- 冠注する場合、希釈濃度によっては徐脈やST上昇、心室性不整脈が生じる可能性がある。
- 本剤は硝酸イソソルビドやニトロプルシドと比べれば血圧下降作用は低いもののSlow flow現象自体が胸痛症状やバイタル悪化をきたすため、患者の容態の観察やバイタルの把握が重要である。

（大塚寛昭、渡邊敦之）

5章 循環器内科で用いる薬剤

1 冠動脈、末梢血管系

2 ニトプロ®（ニトロプルシド）

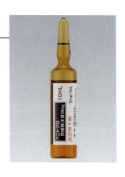

■ どんな薬？

　ニトロプルシドは血管拡張薬として使用される。血管内投与されることでニトロプルシドが分解され、一酸化窒素（NO）を放出し血管平滑筋を弛緩させることによって血圧降下を得ることができる。よって本薬剤が日本で承認されている効能・効果は、「手術時の低血圧維持」と「手術時の異常高血圧の救急処置」とされている。

　冠動脈治療に伴うSlow flow現象の発生時に本剤を投与することで冠動脈の末梢レベルで強力に血管拡張し冠血流の改善を得られる重要な薬である。

剤形と投与方法の例

- 注射剤
- 注射剤（1A＝30mg＝10mL）の原液3mLを生理食塩水6mLに混和し計9mL（1mg/mL）とする。
- そのうち1mLを生食100mLに混注し、5～10mL（50～100μg）を冠動脈内へ慎重にゆっくり投与する。

副作用

　過度の血圧低下、頻脈、心電図異常、肝機能異常、代謝性アシドーシス

禁忌

　脳に高度循環障害を有する患者、甲状腺機能低下を有する患者、重篤な肝・腎機能障害を有する患者、レーベル病、あるいはたばこ弱視、ビタミンB_{12}欠乏症の患者には投与禁忌

　血管拡張薬であるホスホジエステラーゼ5阻害薬を使用している患者においては併用禁忌である。

■ 血管内治療とどうかかわる？

　冠動脈のカテーテル治療中にバルーン拡張やステント留置後に末梢への血液の灌流障害が生じることがある（Slow flow現象）。これは治療中の冠動脈プラークへの機械的刺激によりプラーク砕片が冠動脈の末梢を塞栓する、もしくは冠動脈の末梢がれん縮（スパスム）を引き起こすことによって生じる。

硝酸イソソルビドの冠動脈内投与によりSlow flow現象の改善がみられない場合、末梢細動脈の拡張作用がより強いニトロプロシドを使用することによってSlow flow現象の改善が期待できる。

血管内治療で用いる際の注意ポイント

- 血管内治療時、ニトロプルシドはSlow flow時に使用される。高血圧のコントロール目的に使用されることは稀である。
- Slow flow現象は、急性心筋梗塞や不安定狭心症など破綻しやすい冠動脈プラークを有する症例で起こりやすい。また、ロータブレーターなどアテレクトミーデバイス手技中にもしばしば生じる。
- Slow flow現象が生じると冠動脈の血液灌流が非常に悪くなり胸痛症状や血圧低下が生じるためできるだけ早く対処する必要がある。
- 本薬剤をはじめ種々の血管拡張薬を速やかに準備しておく必要がある。

治療前後でナースが気をつけること

- 2回にわたり薬剤を希釈する工程があるため、ダブルチェックを行うなど、投与量に注意する必要がある。
- 血圧降下作用が強いため、必ず動脈圧と心拍数を連続的に監視、記録する必要がある。
- 過度の血圧低下が生じた場合、術者や外回りの医師への報告が必須である。
- 昇圧剤の投与が必要となるケースも稀ではなく、迅速な対応が必要である。
- Slow flow現象自体が胸痛症状やバイタル悪化をきたすため、薬剤の希釈工程や血圧のモニタリングなど落ち着いて対応する必要がある。

（大塚寛昭、渡邊敦之）

5章 循環器内科で用いる薬剤

1 冠動脈、末梢血管系

3 オビソート® (アセチルコリン)

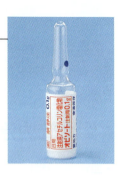

■ どんな薬？

通常本薬剤は冠動脈の血管内皮細胞機能が正常であれば，ムスカリン受容体の刺激作用により血管内皮細胞から平滑筋の弛緩を促す一酸化窒素（NO）を分泌し冠動脈を拡張させる効果を示す。しかし血管内皮細胞機能に異常がある場合にはNO分泌が阻害されるため逆に冠動脈が収縮し，冠れん縮が誘発される。

剤形と投与方法の例

- 注射剤（※下記は一例であり施設・症例毎に決定する）

  ① 本剤100mgを生食500mLに溶解

  ② ①から2mLとり生食18mLで希釈

  ③ ②から1mLとり生食で希釈し5mLとする（20μg/5mL）

  ④ ②から2.5mLとり生食で希釈し5mLとする（50μg/5mL）

  ⑤ ②から5mLとる（100μg/5mL）

カテーテルを用いて左冠動脈に対しては20μg→50μg→100μgと冠れん縮が誘発されるまで段階的に20秒間ずつで冠注投与する。また右冠動脈に対しては20μg→50μgと冠れん縮が誘発されるまで同様の投与時間で冠注する。なお，冠動脈造影による評価は心電図変化や胸部症状を確認しながら本剤を冠注約1分後に各段階で行う。

副作用

致死的不整脈（心室頻拍、心室細動、心房細動、房室ブロック、徐脈）、血圧低下、心原性ショック、心筋梗塞、心停止、その他に悪心・嘔吐を含む消化器症状など

禁忌

気管支喘息、甲状腺機能亢進症、重篤な心疾患、消化性潰瘍、てんかん、アジソン病、消化管又は膀胱部に閉塞、パーキンソニズムのある患者、妊婦

■ 血管内治療とどうかかわる？

治療ではなく、専ら検査において、冠れん縮性狭心症（異型狭心症）の診断のために心臓カテーテル検査の一環として用いられる。

通常、器質的な動脈硬化による冠動脈有意狭窄がないことを造影剤で確認した上で用いる。

血管内治療で用いる際の注意ポイント

- 薬効上、ムスカリン受容体の刺激による副交感神経優位となり徐脈を呈することである。また冠れん縮を積極的に誘発することを目的に投与するため、心筋虚血による血行動態の悪化や不整脈の出現には注意が必要である。
- 左冠動脈主幹部や多岐にわたり冠動脈に病変を有する場合、あるいは高度心機能低下、うっ血性心不全の患者に対しては合併症リスクが高いため注意が必要である。

治療前後でナースが気をつけること

- 本剤を含め薬剤による冠れん縮薬物誘発試験では診断精度向上のため、Ca拮抗薬や硝酸薬などの冠れん縮の予防に効果的な薬剤は2日間以上休薬されていることが望ましい。そのため検査前、病棟看護師からの引継ぎ時に服薬状況を確認する。
- 本剤を右冠動脈に投与した場合、一時的に高度の徐脈を呈するため、投与前には一時ペーシングの留置が必要である。
- 本剤にて冠れん縮発作が誘発された場合には冠れん縮解除のために速やかに硝酸薬の冠注が行われる。そのため硝酸薬はいつでも投与可能な状態で清潔野に準備しておく。
- 血行動態の破綻や心室頻拍・心室細動などの致死的不整脈が出現した場合に備えてカテコラミン、抗不整脈薬などの緊急薬投与や除細動をすぐに行えるよう準備をしておく。
- 本剤の投与法や準備物（一時ペーシング、硝酸薬）など検査そのものも特徴的であり、合併症が起こった際の手順と合わせてシミュレーションしておくのがよい。

（網岡尚史、渡邊敦之）

5章 循環器内科で用いる薬剤

1 冠動脈、末梢血管系

4 エルゴメトリン®
（エルゴメトリン）

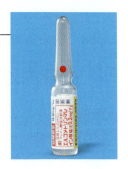

■ どんな薬？

　セロトニン受容体およびα受容体を介した血管平滑筋収縮作用を持ち、アセチルコリン同様に冠れん縮をきたす。

剤形と投与方法の例

- 注射剤（※下記は一例であり施設・症例毎に決定する）
  ① 本剤0.2mg（200μg）を生食で溶解し20mLとする。
  ② ①から2mLをとる（20μg/2mL）
  ③ ①から4mLをとる（40μg/4mL）
  ④ ①から6mLをとる（60μg/6mL）

　カテーテルを用いて左冠動脈に対しては段階的に20〜60μgを数分間（約2〜5分間）で注入する。各注入終了後1〜2分で心電図変化や胸部症状を確認しながら冠動脈造影を施行する。陰性であった場合には5分後に右冠動脈に対して同じ方法で本剤20〜60μgを投与し反応を見る。

副作用

　本剤の効果による心筋虚血に伴うイベントとして心筋梗塞、致死的不整脈（徐脈、心室頻拍・心室細動）、血圧低下などがある。その他に消化器症状（嘔吐、下痢、腹痛）、耳鳴り、頭痛、めまいなどが起こり得る。

禁忌

　子宮収縮促進作用があるため妊婦に対しては使用できない。その他、重篤な虚血性心疾患又はその既往歴のある患者、敗血症の患者（血管収縮に対する感受性が亢進しているため）、HIVプロテアーゼ阻害剤（相互作用のため）、本剤あるいは麦角アルカロイドに対し過敏症の既往歴のある患者でも使用は禁忌である。

■ 血管内治療とどうかかわる？

　IVR室では本剤は検査（エルゴメトリン負荷テスト）のみに用いられる。冠れん縮性狭心症の患者においてはエルゴメトリンに対する血管収縮反応が亢進しており、本剤を経カテーテル的に

冠注投与することで冠れん縮が誘発される。

　アセチルコリンとはれん縮を起こす機序が異なること、アセチルコリン負荷による誘発が陰性の患者の中にもエルゴメトリン負荷による陽性例が少なからず存在することなどから、施設によってはこれらの負荷試験を両方行うこともある。

血管内治療で用いる際の注意ポイント

- 冠れん縮、心筋虚血を積極的に誘発する薬剤であるため、左冠動脈主幹部病変あるいは多枝冠動脈病変症例、高度に心機能が低下した症例、未治療のうっ血性心不全症例では本剤の投与で致死的イベントが生じるリスクが高いので注意が必要である。
- アセチルコリンの薬効は一時的であるが、エルゴメトリンの効果は比較的遷延する点も知っておくべきである。

治療前後でナースが気をつけること

- アセチルコリン同様にエルゴメトリンも冠れん縮を誘発しやすくするため、Ca拮抗薬や硝酸薬が2日前に中止されていることが理想的であり、患者の投薬状況を確認する。
- アセチルコリンで問題となるムスカリン受容体刺激を介した副交感神経系の亢進とそれにより引き起こされる徐脈は本剤では基本的には出現しないため、一時ペーシングは必須ではない。しかしやはり心筋虚血を誘発することで徐脈は出現しうるため、一時ペーシングの準備は必要である。
- 血圧低下や心室頻拍・心室細動などの致死的不整脈イベントに対するカテコラミンや抗不整脈薬、除細動の準備は本剤でも必須である。

（網岡尚史、渡邊敦之）

5章 循環器内科で用いる薬剤

1 冠動脈、末梢血管系

5 パパベリン（パパベリン）

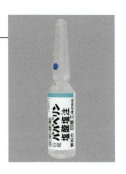

■ どんな薬？

　血管拡張薬である。環状アデノシン一リン酸（cyclic adenosine monophosphate：cAMP）の分解酵素であるホスホジエステラーゼの活性を阻害して、細胞内cAMP量を増大することで、平滑筋の収縮を抑制する作用がある。血管平滑筋を含む各種平滑筋に作用し拡張作用、れん縮を抑制する作用がある。

　対象としては、主に虚血性心疾患における冠血流予備量比（fractional flow reserve：FFR）を測定する際に、気管支喘息の既往や重度の慢性閉塞性肺疾患等がありアデノシン三リン酸（adenosine triphosphate：ATP）の使用が躊躇される症例に用いる。

剤形と投与方法の例

- 注射剤

　実臨床では、20～40mgを生理食塩水に混和（1mg/1mL組成）とし、冠動脈内投与（左冠動脈には12mg、右冠動脈には8mg）している。

副作用

　アレルギー反応、呼吸抑制、頻脈、血圧低下等

- 眼圧上昇をきたしうるため、緑内障の患者への使用には注意が必要である。加えて、稀にQT延長から多形性心室頻拍（torsade de pointes）、心室細動を生じることがある。

禁忌

　重篤なうっ血性心不全のある患者、緑内障、特に閉塞隅角緑内障の患者

■ 血管内治療とどうかかわる？

　FFRの測定施行時に、冠動脈を最大充血させる目的で用いられる。気管支喘息の既往や重度の慢性閉塞性肺疾患等があり、ATPが使用不可である症例に用いられることが多い。この薬剤は確実に最大充血をきたし、さらに最大充血の状態が1分程度持続するため、安定した記録を可能とする薬剤である。

　また、末梢動脈疾患の血管造影時に、最大充血をさせる目的で使用されることもある。

■ 血管内治療で用いる際の注意ポイント

- 頻脈、心不全が増悪する恐れがあるため、重篤なうっ血性心不全のある患者への使用は推奨されず、脈拍・血圧・酸素飽和度などは持続的にモニタリングすることが望ましい。
- 眼圧上昇をきたしうるため、緑内障（特に閉塞隅角緑内障）の患者への使用には注意が必要である。
- 稀ではあるがQT延長から多形性心室頻拍（torsade de pointes）、心室細動を生じることがあり、元々の心電図波形上のQT時間の延長の有無を確認することも重要である。

治療前後でナースが気をつけること

- 血管拡張薬ではあるが、アレルギー反応、呼吸抑制、QT延長から多形性心室頻拍、心室細動の報告があり、また血圧低下もきたしうるため、この薬剤の投与中は脈拍・血圧・酸素飽和度等をモニタリングする必要がある。
- 徐脈、血圧低下、酸素化不良、QTの延長とそれに伴う心室頻拍等の異常所見が認められた場合には、直ちに医師に報告する。

（川北祝史、渡邊敦之）

5章 循環器内科で用いる薬剤

1 冠動脈、末梢血管系

6 クリアクター®
（モンテプラーゼ）

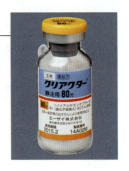

■ どんな薬？

　遺伝子組み換え組織型プラスミノゲン・アクチベーター（rt-PA）という血栓溶解薬である。作用機序は血中でフィブリン分子に直接結合することにより、フィブリン血栓上でプラスミノゲンを活性化させ、生じたプラスミンによりフィブリン分解をきたすことで、強力な血栓溶解作用を有する。

　適応は、発症6時間以内の急性心筋梗塞における冠動脈血栓の溶解と不安定な血行動態を伴う急性肺塞栓症における肺動脈血栓の溶解である。

剤形と投与方法の例

- 注射剤

　例：体重50kgで10,000IU/kg投与する場合

　160万IUを生理食塩水20mLに混和し、6.3mLを30〜45秒で静注する。薬剤の溶解には生理食塩水を用いて、溶解後は速やかに使用する。

副作用

　重篤な出血、心破裂、心室中隔穿孔、心タンポナーデ、心室細動、心室頻拍、ショック

禁忌

　出血している患者、頭蓋内あるいは脊髄の手術又は障害を受けた患者（2か月以内）、頭蓋内腫瘍・動静脈奇形・動脈瘤のある患者、出血性素因のある患者、重篤な高血圧症患者

■ 血管内治療とどうかかわる？

　急性肺塞栓症に対して使用する場合は、静脈内投与による全身投与であり、血管内治療とかかわることはない。

　対して、急性心筋梗塞に対して使用する場合は、全身投与もしくは冠動脈インターベンションにおいて冠動脈内投与がある。急性心筋梗塞に対する冠動脈インターベンションが全国的に浸透している我が国においては、冠動脈インターベンションを行わずに血栓溶解療法のみで治療することは稀であり、心筋梗塞に対して使用する場合は冠動脈内投与が中心となる。その場合、多くは冠動脈の動脈硬化による器質的狭窄が軽度の場合であり、特に血栓による閉塞が認められる場

合である。

冠動脈内投与の場合は、全身投与と比較して低用量とすることが一般的である。

血管内治療で用いる際の注意ポイント

- 冠動脈内投与を行う場合は、全身投与を行う場合と比較して低用量が用いられる。その場合の明確な規定はないが、5,000IUから10,000IU/kg程度が一般的である。我が国では40万単位、80万単位、160万単位のバイアルが存在するが、用量に応じて適切なバイアルを希釈し投与する。
- 一般的には多孔カテーテルなどを用いて冠動脈内投与するため、具体的な投与方法は医師の指示に従う。
- 投与方法を問わず、重篤な出血の可能性があるため、禁忌である患者を除外する。

治療前後でナースが気をつけること

- 強力な血栓溶解作用を有するが、その反面、最も注意を要するのは出血である。投与前に患者の情報および状態を把握し、禁忌事項が含まれていないか確認する。
- 投与後は、バイタルサイン、心電図のモニタリングを行い、出血などの副作用が生じていないかを確認する。
- 投与後も作用は持続するため他の抗血栓薬の使用には十分注意し、未分画ヘパリンは6時間以上あけて投与することが推奨される。

（江尻健太郎、渡邊敦之）

5章 循環器内科で用いる薬剤

2 不整脈薬

7 サンリズム®（ピルシカイニド）

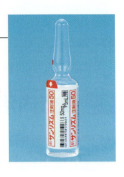

■ どんな薬？

　この薬は日本で開発されたクラスIc群の抗不整脈薬であり腎代謝を受ける。活性化状態のNa⁺チャネルを遮断し、ナトリウムの細胞内への流入を遅らせて心筋の活動電位の立ち上がり（脱分極）を遅くすることで不応期を延長させて抗不整脈効果を発揮する。不応期電気持続時間は変化させない。その結合解離速度においては slow kinetics に分類される。またピルシカイニドは純粋なNa⁺チャネル遮断薬であり、K⁺チャネルやCa²⁺チャネルは遮断しない。

　ピルシカイニドは心房性及び心室性不整脈のいずれにも有効な薬剤で、対象となる不整脈としては上室期外収縮、発作性上室頻拍、心房細動、心房粗動などがある。副作用は比較的少ない薬剤であり、日本国内で頻用されている。とくに心房細動に対する有効性が高い。

剤形と投与方法の例
- 注射剤
　50mg・1Aを生理食塩水または5％ブドウ糖液20mLに溶解し5分間以上かけて静注する。

副作用
洞不全症候群、房室ブロック、心房粗動、心室頻拍、心室細動など。

禁忌
　うっ血性心不全のある患者では不整脈（心室頻拍、心室細動）の誘発、高度房室ブロック、高度の同房ブロックのある患者では伝導機能抑制作用により障害の悪化を起こす恐れがあるため禁忌

■ 血管内治療とどうかかわる？

　心臓に対する侵襲的な処置をしている場合に出現した、主に上室性不整脈に対して用いられることがある。特に、心房細動や心房粗動などの不整脈の出現により血行動態が悪化している場合は速やかに洞調律に戻す必要があり、この静注薬が用いられることがある。

　血圧低下など、血行動態の維持が困難な場合は、この薬剤の静注薬より電気的除細動のほうが優先される。

血管内治療で用いる際の注意ポイント

- 速やかに、洞調律を維持したい場合に用いられる。カテーテル刺激などで出現した心房細動、心房粗動、発作性上室頻拍の場合は、自然に停止することもあるため、血行動態が安定していれば、数分程度経過観察されることもある。
- 徐脈、心不全が増悪する恐れがあるため、脈拍・血圧・酸素飽和度などは持続的にモニタリングすることが必要。
- 刺激伝導障害（洞房ブロック、房室ブロック、脚ブロック等）のある患者では、徐脈を助長する可能性があり、使用は推奨されない。
- 重篤なうっ血性心不全のある患者も心不全を悪化させる可能性があり、推奨されない。

治療前後でナースが気をつけること

- 抗不整脈作用がある一方、刺激伝導障害、心筋収縮力低下作用も併せ持つため、この薬剤の投与中は、脈拍・血圧・酸素飽和度などをモニタリングし、PQの延長、QRS幅の増大、QTの延長、徐脈、血圧低下等の異常所見が認められた場合には、直ちに減量又は投与中止することが推奨される。
- 不整脈の停止を目的としているため、正常洞調律に復したかどうかも併せて観察する。

（木村朋生、渡邊敦之）

5章 循環器内科で用いる薬剤

2 不整脈薬

8 マグネゾール®（硫酸マグネシウム）

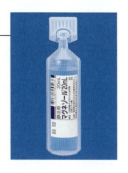

■ どんな薬？

この薬は電解質の一種であるマグネシウムを補充する静注薬であり、Ca^{2+}、Na^+、K^+の各チャネルを抑制し、結果的に早期後脱分極を抑制する。子癇や重症喘息に対しても用いられる。

Torsade de points と呼ばれる多形性心室頻拍（VT）（QT延長に関連する多形性VT）に対しては投与が有効である。心室細動（VF）とpulseless VTに対する有効性は確立されておらず心室頻拍の治療薬としては保険収載されていないが、循環器分野では多形性VTの治療薬として使用されることが多い。

剤形と投与方法の例
- 注射剤
  2g・20mL（1A）を原液のまま3～5分間以上かけて静注する。

副作用
マグネシウム中毒、悪心、電解質異常、血管痛、潮紅、熱感

禁忌
重症筋無力症の患者（骨格筋弛緩を起こす危険がある）、心ブロック既往のある患者（洞房結節機能の抑制と伝導時間の持続を助長するおそれがある）、低張性脱水症の患者（低張性脱水症が悪化する恐れがある）

■ 血管内治療とどうかかわる？

QT延長を誘発しうる病状（低K、低Mg、低Ca血症などの電解質異常）を有する患者に対する血管内治療時や、QT延長効果のある薬剤（クラスIa・Ic群薬、ニフェカラント、アミオダロン等）を投与した際に出現する多形性VTに対して用いられる。

血圧低下など、血行動態の維持が困難な場合は、この薬剤の静注薬より電気的除細動のほうが優先される。

■ 血管内治療で用いる際の注意ポイント

- QT延長に伴う多形性VTの際に使用されることが多い。

- VT・VFに対してアミオダロン、リドカインが無効な場合にも投与される場合がある。

治療前後でナースが気をつけること

- 投与方法と副作用を理解する。
- 過剰投与によるマグネシウム中毒では心電図異常（房室ブロック、伝導障害）、呼吸数低下、呼吸停止に至る恐れがあるため、脈拍・血圧・酸素飽和度などは持続的にモニタリングすることが必要。
- 急速静注を行った場合に心静止（asystole）に至る可能性があるため、ワンショットでの投与は避ける。

（木村朋生、渡邊敦之）

5章 循環器内科で用いる薬剤

2 不整脈薬

9 リスモダン®（ジソピラミド）

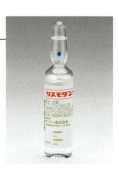

■ どんな薬？

　本薬剤は旧来のVaughan Williams分類のクラス1a群に属するNa$^+$チャネル遮断薬である。Na$^+$チャネルを阻害し、Na$^+$の細胞内への流入を抑えることで活動電位の立ち上がり速度を抑えて脈を整える作用がある。またK$^+$の細胞外への放出による活動電位がおさまるまでの時間を延長させる作用ももつ。そのために期外刺激やリエントリー性不整脈の抑制に作用する。本剤には抗コリン作用があり、その作用に基づくと思われる排尿障害、口渇、複視等が現れることがあるので、このような場合には減量又は投与中止を考慮する。

剤形と投与方法の例
- 注射剤（静注50mg）
- 通常成人1回1〜2A（ジソピラミドとして50〜100mg、1〜2mg/kg）を必要に応じてブドウ糖液などに溶解し、5分以上かけ緩徐に静脈内に注射する。
- 年齢、症状により適宜増減する。
- 心電図変化や胸部症状を確認しながら投与する。

副作用
　心停止、心室細動、心室頻拍（torsade de pointesを含む）、心室粗動、心房粗動、房室ブロック、洞停止、失神、呼吸停止、心房停止、心室性期外収縮、血圧低下、低血糖、ショック

禁忌
　スパルフロキサシン、モキシフロキサシン、トレミフェン、アミオダロン（注射剤）、フィンゴリモド、その他にもQT延長を助長する薬剤との併用は避けるべきである。

■ 血管内治療とどうかかわる？

　血管内治療中に心房細動を生じた時に、薬物的除細動を行う際に使用する。
　また、閉塞性肥大型心筋症の検査の際に、本薬剤の陰性変力作用を利用し圧較差を軽減する目的で急性効果判定する際に使用されることがある。

血管内治療で用いる際の注意ポイント

- 本薬剤は伝導障害を惹起し、QT間隔を延長させる作用がある。そのため著明な徐脈や伝導障害増悪、QT延長に伴う致死性心室性不整脈を誘発する可能性がある。
- 急激な血行動態の悪化や致死性不整脈の出現に注意が必要である。
- 左冠動脈主幹部や多岐にわたり冠動脈に病変を有する場合、あるいは高度心機能低下、うっ血性心不全の患者に対しては、陰性変力作用による合併症リスクが高いため注意が必要である。
- また、抗コリン作用による排尿障害をきたすことがあり、高齢者や前立腺肥大を有する症例には急速な尿閉をきたすことがあるので注意を要する。
- 低血糖症が認められた場合にはブドウ糖を投与するなど適切な処置を行うこと（高齢者、糖尿病、肝障害、透析患者を含む腎障害、栄養状態不良の患者に発現しやすいとの報告がある）

治療前後でナースが気をつけること

- 本剤の投与法や投与量は症例の基礎疾患、年齢や体格によって異なる。
- 術前の心電図にて伝導障害やQT間隔が正常であるかを確認する必要がある。
- 虚血性心疾患を有する症例では心電図が正常でも投与後に急激に伝導障害が誘発される可能性があるので検査前に既往歴を確認する必要がある。
- 投与後には致死性心室性不整脈が出現する可能性があるので、観察を十分に行い、このような症状が現れた場合には直ちに投与を中止し、電気的除細動や一時ペーシング、また血行動態の破綻した場合に備えてカテコラミン等の緊急薬品をすぐに使用できる準備をしておく必要がある。

（渡邊敦之）

5章	循環器内科で用いる薬剤

2 不整脈薬

10 インデラル®
（プロプラノロール）

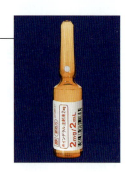

■ どんな薬？

　心拍を抑え心臓を休ませる作用がある。作用メカニズムは、心臓にある交感神経の$β_1$受容体を遮断することである。これにより心臓の拍動が抑えられ、血圧が下がる。高血圧症のほか、狭心症や不整脈（頻脈）の治療に広く用いられる。

剤形と投与方法の例
- 注射剤
- プロプラノロールとして通常成人には1回2～10mgを、麻酔時には1～5mgを徐々に静脈内注射する。なお、年齢、症状により適宜増減する。

副作用
　ショック、うっ血性心不全（又はその悪化）、徐脈、末梢性虚血（レイノー様症状等）、房室ブロック、低血圧、気管支けいれん、呼吸困難、喘鳴

禁忌
　高齢者では少量から投与を開始するなど患者の状態を観察しながら慎重に投与すること。妊婦又は妊娠している可能性のある婦人には、緊急やむを得ない場合以外は投与しない。

■ 血管内治療とどうかかわる？

　血管内治療中に頻脈性不整脈を生じた時に、薬物的除細動を行う際に使用する。
　また、過度の緊張などによる洞性頻脈で心臓が過収縮になり、治療に支障をきたす場合に脈拍を下げる目的で使用することがある。
　本剤を必要に応じて生理食塩水又は5％ブドウ糖注射液等に溶解し、緩徐（毎分1mg以下）に静脈内に投与し、症状の改善がみられれば投与を中止すること。

■ 血管内治療で用いる際の注意ポイント

- 注意すべきポイントとは、本薬剤は心機能を抑制し、徐脈を誘発する作用がある点である。そのため高齢者などの徐脈傾向のある症例や心機能低下を認める症例はショックや徐脈を誘発する可能性がある。

- 急激な血行動態の悪化や徐脈性不整脈の出現に注意が必要である。
- 褐色細胞腫の患者では、本剤投与により急激に血圧が上昇することがあるので本剤を単独で投与しないこと。褐色細胞腫の患者に投与する場合には、α遮断剤で初期治療を行った後に本剤を投与し、常にα遮断剤を併用すること。
- 本剤を投与する場合には心電図による監視、血圧の測定等の心機能検査を行いながら慎重に行うこと。
- 本剤の投与により高度伝導障害、心停止、心室細動のような危険な不整脈が突然発生することがあるので、QRS幅が増大したときなどには投与を中止すること。また、必要に応じアトロピンなどを使用すること。
- ショック、うっ血性心不全等の副作用が現れた場合には、減量又は中止し、必要に応じてβ_2作動薬を用いるなど適切な処置を行うこと。

治療前後でナースが気をつけること

- 本剤の投与法や投与量は症例の基礎疾患、年齢や体格によって異なる。
- 本薬剤を使用する症例については、術前の心電図にて徐脈傾向や心機能が正常であるかを確認する必要がある。
- 心臓手術の既往のある症例では投与前の心電図が正常でも投与後に急激に徐脈が誘発される可能性があるので検査前に既往歴を確認する必要がある。
- 投与後には徐脈性不整脈が出現する可能性があるので電気的除細動や一時ペーシング、また、心機能抑制による血行動態の破綻した場合に備えてカテコラミン等の緊急薬品や大動脈バルーンパンピングなどをすぐに使用できるように準備をしておく。

（渡邊敦之）

6章 消化器内科で用いる薬剤

6章 消化器内科で用いる薬剤

1 抗癌剤

1 ファルモルビシン®
（エピルビシン）

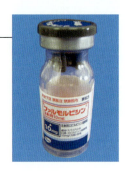

■ どんな薬？

　アントラサイクリン系の抗腫瘍性抗生物質製剤、水溶性抗癌剤である。同系列の薬剤であるドキソルビシンと比較して心毒性が軽度である特徴を有する。腫瘍細胞のDNA鎖の間に入り込みDNA鎖合成酵素であるDNAポリメラーゼやRNA合成酵素であるRNAポリメラーゼを阻害し、DNA・RNAの合成を抑制して抗癌作用を発揮する。

剤形と投与方法の例

- 凍結乾燥注射剤：赤色の粉末

①肝動注化学療法：エピルビシン60mg/m^2（体表面積）を20mLの日局注射用水に溶解し、経カテーテル的に肝動脈内投与する。

②肝動脈化学塞栓療法（TACE）：エピルビシン30mgを非イオン性ヨード造影剤1.0mLで溶解後、ヨード化ケシ油脂肪酸エチルエステル（p.180）5.0mLと混和し、乳濁液の状態にして経カテーテル的に肝動脈内投与する。

副作用

　薬剤起因としては悪心・嘔吐、食欲不振、心筋障害、アナフィラキシーショック、骨髄抑制等が挙げられるが、肝動脈化学塞栓療法時は塞栓後症候群としての腹痛、発熱、悪心・嘔吐などにも注意が必要である。

禁忌

　アントラサイクリン系の薬剤に対する重篤な過敏症がある症例についての投与は禁忌である。肝動脈化学塞栓療法時はその適応に準ずるが、著明な動門脈シャント、あるいは動静脈シャントは薬剤の門脈内もしくは大循環への流出につながるため投与にあたっては注意を要する。

■ 血管内治療とどうかかわる？

　中等度に進展した肝細胞癌の治療で用いられる。注射用水に溶解し、経カテーテル的に肝動脈内投与をすることも可能であるが、肝動脈化学塞栓療法として用いられることが多い。その際は水溶性造影剤で溶解し、脂溶性造影剤であるヨード化ケシ油脂肪酸エチルエステルと混和した乳濁液の状態やマイクロスフィアに含浸させた状態で、経カテーテル的に肝動脈内投与される。

肝動脈化学塞栓療法では、薬剤はヨード化ケシ油脂肪酸エチルエステルやマイクロスフィアなどの担体と共に腫瘍内局所に集積し、徐放性に抗癌作用を発揮する。

血管内治療で用いる際の注意ポイント

- 肝細胞癌の栄養血管となる肝動脈までカテーテルを進め、経カテーテル的に緩徐に肝動脈内投与する。
- 肝動脈化学塞栓療法においては、腫瘍内への集積状況をX線透視や血管造影で確認しながら用量を決める。
- 肝動脈化学塞栓療法においては塞栓後症候群に伴う迷走神経反射による徐脈・血圧低下や、アナフィラキシーショック、疼痛に伴う血圧上昇をきたすことがあるため、脈拍・血圧・酸素飽和度などの持続的モニタリングが必要である。
- 肝動脈化学塞栓療法においては肝外への流出は、他臓器の重篤な障害につながるのでカテーテルの位置、注入速度に注意をしつつ、投与中はX線透視での確認が必要である。
- 肝細胞癌の血管内治療に対する用量では中等度催吐性リスク抗癌剤であり、5-HT3受容体拮抗薬（グラニセトロンなど）による制吐療法が併用される。

治療前後でナースが気をつけること

- 肝動脈化学塞栓療法においては、肝細胞癌の比較的急速な壊死を誘発するため、薬剤特有の副作用の他に、投与中及び術後の比較的早期から腹痛、発熱、悪心・嘔吐といった、いわゆる塞栓後症候群を呈することがあるので自覚症状やバイタルの変動に注意を要する。
- 治療後の肝機能障害や肝膿瘍等にも注意が必要である。
- 薬剤特有の注意点として悪心・嘔吐、食欲不振、心筋障害、アナフィラキシーショック、骨髄抑制が挙げられる。

（大西秀樹）

6章 消化器内科で用いる薬剤

2 1 抗癌剤
ミリプラ®（ミリプラチン）

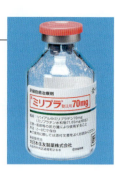

■ どんな薬？

　ヨード化ケシ油脂肪酸エチルエステル（油性造影剤）（p.180）との親和性を高めるために、脂肪酸であるミリスチン酸を配位した脂溶性プラチナ系抗癌剤である。添付されている専用の懸濁用液（ヨード化ケシ油脂肪酸エチルエステル）で溶解し、肝細胞癌に対する肝動脈内投与のみで承認された薬剤である。他のプラチナ系抗癌剤と同様、癌細胞のDNA内で白金-DNA架橋を形成し、アポトーシスを誘導することにより抗癌作用を発揮する。

　肝細胞癌局所での徐放性効果や全身への薬剤移行が少ない点においては、エピルビシンのような水溶性抗癌剤とヨード化ケシ油脂肪酸エチルエステルを用いた乳濁液より優れている。

剤形と投与方法の例
- 凍結乾燥注射剤：白色〜微黄色の粉末
- ミリプラチン70mgを専用の懸濁用液（ヨード化ケシ油脂肪酸エチルエステル3.5mL）で懸濁し、ミリプラチン濃度：20mg/mLとする。粘性があるため注射筒への吸引時には約60mg/3.0mLとなる。この懸濁液を経カテーテル的に肝動脈内投与する。

副作用

　薬剤起因としては悪心・嘔吐、食欲不振、アナフィラキシーショック、骨髄抑制、急性腎不全等が挙げられるが、投与時の塞栓後症候群としての腹痛、発熱、悪心・嘔吐などにも注意が必要である。

禁忌

　プラチナ系の薬剤に対する重篤な過敏症がある症例についての投与は禁忌である。その他の適応については肝動脈化学塞栓療法に準ずるが、著明な動門脈シャント、あるいは動静脈シャントは薬剤の門脈内もしくは大循環への流出につながるため投与にあたっては注意を要する。

■ 血管内治療とどうかかわる？

　中等度に進展した肝細胞癌の治療で用いられる。肝細胞癌の栄養血管となる肝動脈までカテーテルを進め、専用の懸濁用液（ヨード化ケシ油脂肪酸エチルエステル）と混和した懸濁液の状態で、経カテーテル的に緩徐に肝動脈内投与する。薬剤はヨード化ケシ油脂肪酸エチルエステルと

ともに腫瘍内に集積し、徐放性に抗癌作用を発揮する。

血管内治療で用いる際の注意ポイント

- 1回の最大用量は120mg/6.0mLであるが、腫瘍内への集積状況をX線透視や血管造影で確認しながら用量を決める。
- 多孔性ゼラチンによる肝動脈塞栓を併用することがあるが、その有効性・安全性についての詳細な検討はなされていないことに注意が必要である。
- 中等度催吐性リスク抗癌剤であり、5-HT3受容体拮抗薬（グラニセトロンなど）による制吐療法が併用される。
- 塞栓後症候群に伴う迷走神経反射による徐脈・血圧低下や、アナフィラキシーショック、疼痛に伴う血圧上昇をきたすことがあるため、脈拍・血圧・酸素飽和度などの持続的モニタリングが必要である。
- 肝外への流出は、他臓器の重篤な障害につながるのでカテーテルの位置、注入速度に注意をしつつ、投与中はX線透視での確認が必要である。

治療前後でナースが気をつけること

- 治療においては肝細胞癌の比較的急速な壊死を誘発するため、投与中及び術後の比較的早期から腹痛、発熱、悪心・嘔吐といった、いわゆる塞栓後症候群を呈することがあるので自覚症状やバイタルの変動に注意を要する。
- 治療後の肝機能障害や肝膿瘍にも注意が必要である。
- 薬剤特有の注意点として、悪心・嘔吐、食欲不振、アナフィラキシーショック、骨髄抑制、急性腎不全が挙げられる。

（大西秀樹）

6章 消化器内科で用いる薬剤

1 抗癌剤

3 アイエーコール®（シスプラチン（動注用））

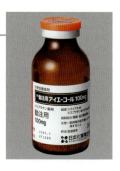

■ どんな薬？

プラチナ系抗癌剤である。癌細胞のDNA内で白金-DNA架橋を形成し、アポトーシスを誘導することで抗癌作用を発揮する。シスプラチン製剤は濃度依存性の薬剤である一方、難水溶性の性質を持つ。動注用シスプラチン製剤は微粉末にすることにより生理食塩液に対する溶解速度を速め、静注用シスプラチン製剤に比べ約3倍の薬物濃度を可能とした。本剤は肝細胞癌に対する肝動脈内投与のみで承認されている。

剤形と投与方法の例

- 粉末の注射剤：黄色
- シスプラチン100mgを約50℃に加温した生理食塩水70mLで溶解し、65mg/m²（体表面積）を30分前後かけて経カテーテル的に肝動脈内投与する。

副作用

アナフィラキシーショック、急性腎不全、悪心・嘔吐、食欲不振、骨髄抑制、肝機能障害、発熱

禁忌

プラチナ系の薬剤に対する重篤な過敏症、重篤な腎障害の患者は禁忌である。肝機能が低下したり骨髄抑制状態の症例においてはその適応を十分に検討する必要がある。

■ 血管内治療とどうかかわる？

通常、肝動脈化学塞栓療法が無効となった、中等度〜高度進行肝細胞癌の肝動注化学療法に用いられる。シスプラチン100mgに対して約50℃に加温した生理食塩水70mLで溶解し、至適用量を経カテーテル的に、固有肝動脈や左右肝動脈などから肝動脈内投与する。

プラチナ系抗癌剤の中でも、肝細胞癌に対する肝動注化学療法に特化した薬剤である。

■ 血管内治療で用いる際の注意ポイント

- 全量を30分前後かけて投与することが勧められている。
- 腎毒性軽減のために、本剤投与前に4時間以上かけて1,000〜2,000mLの輸液を、投与時

から投与終了後に1,500～3,000mLの輸液を6時間以上かけて実施する必要がある。
- 高度催吐性リスク抗癌剤であり、5-HT3受容体拮抗薬（グラニセトロンなど）による制吐療法が併用される。
- アナフィラキシーショックを発症することがあるので投与中、投与後の自覚症状、バイタルサインに注意をする。
- 投与中、投与後の尿量にも注意を要する。
- 繰り返し実施するときは4～6週間の休薬を要する。

治療前後でナースが気をつけること

- 溶解時にあたっては強く振り混ぜ、目視で完全に溶解したことを確認する。
- 他のプラチナ系抗癌剤と同様、多岐にわたる副作用を有する薬剤であり、投与中・投与後に起こりうる副作用について理解しておく必要がある。
- 投与後早期の副作用としてアナフィラキシーショックがあり、術中の自覚症状やバイタルサインに注意が必要である。多くは5分以内の発症であるが、少数ながら60分以降での報告もあるため帰室後の経過観察も重要である。また3回以上の反復投与でその発現頻度が上昇するとの報告もある。
- 急性腎不全予防のため、術中・術後の尿量についても留意が必要である。

（大西秀樹）

6章	消化器内科で用いる薬剤

4 2 油性造影剤
リピオドール®、ミリプラ®用懸濁用液
（ヨード化ケシ油脂肪酸エチルエステル）

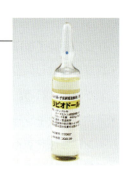

■ どんな薬？

　ケシ油脂肪酸にヨード原子を結合させ、脂肪酸のカルボキシル基をエチルエステル化することで粘稠度を低下させた油性造影剤であり、通常はリンパ管や子宮卵管を撮影するために用いられる。多血性の肝細胞癌に集積する性質から、腫瘍局所への抗癌剤の担体としての役割とともに、半液状の塞栓剤としての役割も果たし、2013年に医薬品または医療機器の調製としての効能・効果、用法・用量が追加承認となった。
　本稿では肝動脈化学塞栓療法で用いられる抗癌剤の担体としての役割について記載する。

剤形と投与方法の例
- 淡黄色～黄褐色の澄明な粘性油液
- リピオドール®5mLと、水溶性造影剤1mLで溶解したエピルビシン（p.174）30mgを混和し、乳濁液の状態にして、X線透視で確認しながら経カテーテル的に緩徐に肝動脈内投与する。

副作用
　薬剤起因としてはアナフィラキシーショック、肝動脈化学塞栓療法時は塞栓後症候群としての腹痛、発熱、悪心・嘔吐などにも注意が必要である。

禁忌
　ヨード造影剤に対する重篤な過敏症がある症例、重篤な甲状腺疾患がある症例は禁忌である。
　その他の適応については肝動脈化学塞栓療法に準ずるが、著明な動門脈シャント、あるいは動静脈シャントは薬剤の門脈内もしくは大循環への流出につながるため投与にあたっては注意を要する。

■ 血管内治療とどうかかわる？

　中等度に進展した肝細胞癌の肝動脈化学塞栓療法に用いられる。「リピオドール®と水溶性抗癌剤であるエピルビシンと混和した乳濁液」や、「ミリプラ®用懸濁用液と脂溶性抗癌剤である

ミリプラチン（p.176）と混和した懸濁液」の状態で、経カテーテル的に肝動脈内投与する。多血性の肝細胞癌に集積する性質を備えており、抗癌剤の担体として用いられる。

一方、半液状の塞栓剤としての性質もあり、多孔性ゼラチンによる肝動脈塞栓を併用することで抗腫瘍効果が高まると考えられている。

血管内治療で用いる際の注意ポイント

- 肝細胞癌の栄養血管となる肝動脈までカテーテルを進め、「リピオドール®＋エピルビシン」や「ミリプラ®用懸濁用液＋ミリプラチン」のように混和した状態で肝動脈内投与する。
- 腫瘍内への集積状況をX線透視や血管造影で確認しながら用量を決める。
- 塞栓後症候群に伴う迷走神経反射による徐脈・血圧低下や、アナフィラキシーショック、疼痛に伴う血圧上昇をきたすことがあるため、脈拍・血圧・酸素飽和度などの持続的モニタリングが必要である。
- 肝外への流出は、他臓器の重篤な障害につながるのでカテーテルの位置、注入速度に注意をしつつ、投与中はX線透視での確認が必要である。

治療前後でナースが気をつけること

- 通常は血管内投与する薬剤ではなく、限られた用途のみで調製用剤として使用されることを理解しておく。
- 肝動脈化学塞栓療法においては、肝細胞癌の比較的急速な壊死を誘発する。そのため、薬剤特有の副作用の他に、投与中及び術後の比較的早期から起こる塞栓後症候群と呼ばれる多岐にわたる副作用（腹痛、発熱、悪心・嘔吐）について把握し、バイタルの変動に注意する。
- 治療後の肝機能障害や肝膿瘍等にも注意が必要である。

（大西秀樹）

6章 消化器内科で用いる薬剤

3 血管拡張薬

5 パルクス®（アルプロスタジル）

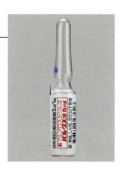

■ どんな薬？

　微細な脂肪乳剤粒子の中にプロスタグランジンE1を溶解したリポ化製剤で、血管拡張作用や血小板凝集抑制作用がある。様々な血管系疾患の治療薬として用いられている薬剤であるが、本稿においては経上腸間膜動脈性門脈造影時に使用される検査補助薬としての役割・副作用等を記載する。

剤形と投与方法の例
- 乳濁液の注射剤
- 1回1mL（アルプロスタジルとして5μg）を生理食塩水で10mLに希釈し、門脈造影30秒前に3～5秒間で、経カテーテル的に上腸間膜動脈内に投与する。

副作用
　1％前後で腹痛、腹部膨満感、嘔気・嘔吐といった腹部症状に関する報告がある。また少数ながら血圧低下の報告もある。

禁忌
　重篤な心不全や出血している症例は禁忌である。
　重度の食道静脈瘤を合併している症例においては、門脈圧の上昇から静脈瘤悪化・破裂の可能性が考えられるため慎重な投与が必要となる。

■ 血管内治療とどうかかわる？

　DSA（digital subtraction angiography）による門脈造影は、上腸間膜動脈造影を行い、間接的に上腸間膜静脈から門脈へ造影剤を流入させることで撮影される。その際血管拡張作用を有するアルプロスタジルで上腸間膜動脈を拡張することは、造影時の大動脈側への逆流を減少させ、短時間での多量の造影剤の門脈内注入を可能とし、門脈造影能の向上につながる。

■ 血管内治療で用いる際の注意ポイント

- 上腸間膜動脈を造影する直前（約30秒前）に、経カテーテル的に上腸間膜動脈内投与する。
- ほとんどの症例で門脈造影能の改善を期待できるが、肝硬変を合併した症例の一部においては

造影能の十分な向上を得られないことに注意する。
- 造影剤との混和で凝集を起こす可能性があるため、投与後はカテーテル内を生理食塩水で洗浄してから造影を行う。

治療前後でナースが気をつけること

- 治療の序盤で経上腸間膜動脈性門脈造影の検査補助薬として用いられる薬剤であり、その薬理作用と投与の目的を理解しておく。同時に、多岐にわたる血管系疾患の治療薬でもあることも知っておく必要がある。
- 血管拡張作用があるため、上腸間膜動脈へ投与後の腹部症状の有無や、血圧の変動に注意を要する。

（大西秀樹）

7章 脳神経外科で用いる薬剤

7章 脳神経外科で用いる薬剤

1 抗脳血管れん縮薬

エリル®（ファスジル）

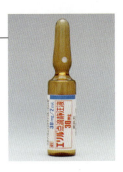

■ どんな薬？

　ファスジルは、くも膜下出血後の脳血管れん縮に対する治療薬として用いられる薬剤である。蛋白リン酸化酵素阻害薬であり、細胞質Caイオン濃度の上昇を伴わない血管収縮機構に重要な役割を果たしているとされるRho-kinaseを選択的に抑制する。

剤形と投与方法の例
- 注射剤
- 静脈内投与する際は1回30mgを1日2〜3回点滴投与する。

副作用
　低血圧、頭蓋内出血、肝機能異常、腎機能異常、種々の出血性合併症。動注の際にはけいれんが起こることもある。

禁忌
　出血、頭蓋内出血、低血圧、出血した動脈瘤に対する十分な止血処置を術中に施すことができなかった症例

■ 血管内治療とどうかかわる？

　くも膜下出血後の脳血管れん縮に対する治療として、ファスジル静注治療を含めた内科的治療が行われるが、それにもかかわらず脳血管れん縮をきたしている際にはファスジルの選択的動注療法を行う。

■ 血管内治療で用いる際の注意ポイント

　血管造影の結果、れん縮をきたしている血管に選択的にマイクロカテーテルを誘導し、マイクロカテーテルからファスジル15〜30mgを10〜30分で動注する。投与後に再度造影しれん縮の改善の有無を見て追加投与を検討する。動注治療の主要な合併症として低血圧とけいれんが生じることがあり、過量投与には注意を要する。

治療前後でナースが気をつけること

- くも膜下出血の合併症として、脳血管れん縮は発症後4〜14日で起こりやすいといわれており、場合によっては大きな脳梗塞を引き起こし予後不良に大きく関与する。
- 症候性のれん縮症状が出現した際には、速やかに血管内治療を開始できるようにスタンバイしておく必要がある。
- 血圧のモニタリングや患者の観察を十分にし、投与中・投与後の血圧低下やけいれん発作に備えて昇圧剤や抗けいれん薬の準備をする。

（西　和彦、杉生憲志）

7章 脳神経外科で用いる薬剤

2 脳保護薬

2 ラジカット®（エダラボン）

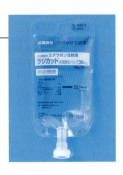

■ どんな薬？

　エダラボンは細胞障害を引き起こすフリーラジカルを除去するフリーラジカルスカベンチャーであり、神経保護作用を有する。脳梗塞急性期患者の予後改善における有効性も示されている。エダラボンは脳梗塞治療だけでなく、2015年にはALS（筋萎縮性側索硬化症）の治療薬としても認可され、その神経保護作用に期待が寄せられている。

剤形と投与方法の例
- 点滴静注バッグ
- 成人にエダラボン1回30mgを30分かけて1日2回点滴静注を行う。
- 発症24時間以内に投与を開始し、投与期間は14日以内とする。

副作用
　急性腎不全、ネフローゼ症候群、劇症肝炎、血小板減少、DIC、急性肺障害、横紋筋融解、ショック、アナフィラキシー

禁忌
　重篤な腎機能障害のある患者

■ 血管内治療とどうかかわる？

　動脈瘤のコイル塞栓術やCAS（頚動脈ステント留置術）などをはじめとする脳血管内治療の合併症として脳塞栓症が起こることがある。また、一時的に血流を遮断する処置を行う場合、脳虚血状態に陥る可能性がある。このような状況でエダラボン投与を行うことがある。

■ 血管内治療で用いる際の注意ポイント

　腎機能障害や脱水患者では急性腎不全や腎機能低下をきたす可能性があるため、投与前に腎機能やBUN／クレアチニン比を確認する必要がある。

治療前後でナースが気をつけること

- 投与前に腎機能を必ずチェックすること。
- 脳梗塞治療は時間が命であり、速やかな診断と治療が必須となる。エダラボンのように頻繁に使う薬剤や医療器具はすぐに準備できるようにセッティングしておく。

（西　和彦、杉生憲志）

7章 脳神経外科で用いる薬剤

3 脳神経外科Note（脳外科特有の使用法）

ペルジピン®（ニカルジピン）（p.86参照）

　脳血管内治療の際、ガイディングカテーテルは固く丈夫なため、動脈の屈曲が強い場合などに無理にカテーテルを進めたりすると血管がスパスムを引き起こすことがある。特に若い女性の場合はスパスムを起こしやすい。ニカルジピンを緩徐に局所動注すると数分後にスパスムが改善してくる。

使用例
　ニカルジピン2mgを生理食塩水で10mLに希釈し、0.5〜1mg程度を用手的に緩徐に動注する。血圧の低下に十分に注意する。

パパベリン（p.160）

　脳血管れん縮に対する治療として、パパベリン動注療法を行うことがある。しかし、パパベリン動注の効果は一過性であり、けいれん発作、眼動脈流入による視力低下などの合併症も報告されており、使用には注意を要する。脳血管れん縮に対する動注治療薬としてファスジルやパパベリン以外には、ミルリノン、ニカルジピン、ベラパミル、ニモジピン（本邦未承認）がある。

使用例
　パパベリン40mgを生理食塩水で20mLに希釈し、マイクロカテーテルより10〜30分かけて動注する。

誘発試験（provocation test）

　脳・脊髄血管内治療で塞栓術を行う症例では、術前の評価として、誘発試験（provocation test）を行うことがある。覚醒下に、塞栓血管へマイクロカテーテルからリドカインやプロポフォールを投与し神経症状が出現しないかを観察する。特に症状がない場合を陰性とし、安全に塞栓術を行うことが可能と評価できる。

使用例
　目標血管内へマイクロカテーテルを挿入し2％リドカインを1mL緩徐に動注する。

（西　和彦、杉生憲志）

中止薬、小児科Note

8章

8章 中止薬、小児科Note

1 中止薬

■ 治療に関係する薬

抗血小板薬・抗凝固薬
　治療・検査中の出血性トラブルのリスクなどを考慮し、術前に中止することがある。一方、術中の塞栓合併症のリスクを少しでも減らすため、中止しないことも多々ある。これは施設や診療科によって方針が異なるため、それぞれの医師に確認が必要である。

■ 造影剤を用いる上で中止を検討する薬

ビグアナイド系糖尿病治療薬
　極めてまれではあるが乳酸アシドーシスを発症する可能性がある。発症してしまうと予後は不良で致死率も高いので、緊急時を除いては必ず休薬するようにする。

NSAIDs（非ステロイド系抗炎症薬）
　NSAIDsは腎血流を低下させ腎機能の低下をきたす可能性がある。造影剤使用前後の使用は避けるべき。

ループ利尿薬
　強力な利尿作用により脱水をきたしてしまった場合、腎機能が低下する可能性があるため、中止を検討する。

■ 全身麻酔をかける上で注意を要する薬

経口糖尿病薬
　食事をしない場合には低血糖を引き起こす可能性があるため中止する。

向精神病薬
　麻酔薬の作用を増強したり、血圧変化、心電図異常をきたすことがあるため休薬の必要がある薬剤がある。術前に確認が必要である。

ACE阻害薬、A-Ⅱ受容体拮抗薬（ARB）
　麻酔導入時の低血圧を引き起こす可能性があるため、手術当日は中止する。

ステロイド
　手術当日まで継続。血管内治療の際は侵襲が小さいため、ステロイドカバーまでは行わないことが一般的だが、投与量についての確認が必要である。

経口避妊薬・ホルモン製剤
　血栓塞栓症のリスクとなるため、中止が望ましい。

サプリメント
　麻酔作用を増強したり、出血のリスクを高めるものがある（イチョウ葉エキス、麻黄、セントジョーンズワート、朝鮮人参、魚油など）。服用している場合は中止の要否につき確認を行う。

　　　　　　　　　　　　　　　　　　　　　　　　　　　　（西　和彦、杉生憲志）

8章 中止薬、小児科 Note

2 小児科 Note（小児薬用量の換算）

■ Augsberger 式

小児薬用量は体表面積比に近似した Augsberger 式がよく使われている。

$$小児薬用量 = 成人量 \times \frac{(4 \times 年齢 + 20)}{100}$$

■ Von Harnack の表

Augsberger 式を応用した、Von Harnack の表は年齢別の成人量に対する比を示し実用的である。

年齢	新生児	6か月	1歳	3歳	7.5歳	12歳	成人
小児量	1/20〜1/10	1/5	1/4	1/3	1/2	2/3	1

ただし、低出生体重児、新生児に対する用量は体表面積から算出した量より少量を用いる。乳児の 1/4〜1/2（表のように成人の 1/20〜1/10）を投与して効果を観察する。成人用量に幅がある場合には下限量を使用する。

■ Crawford 式

体表面積からの換算式としては Crawford 式などがある。

$$小児薬用量 = 成人量 \times \frac{体表面積 (m^2)}{1.73}$$

■ Mosteller 式

体表面積の算出法は様々存在するが簡単に算出できる Mosteller 式がよく使われている。

$$体表面積 (m^2) = \frac{\sqrt{身長 (cm) \times 体重 (kg)}}{60}$$

（馬場健児）

製剤写真提供製薬会社一覧（五十音順）

各製剤写真は下記の製薬会社様からご提供いただきました。

旭化成ファーマ株式会社
アストラゼネカ株式会社
アスペンジャパン株式会社
アルフレッサ ファーマ株式会社
エーザイ株式会社
MSD株式会社
LTLファーマ株式会社
大塚製薬株式会社
株式会社オーファンパシフィック
小野薬品工業株式会社
杏林製薬株式会社
協和発酵キリン株式会社
共和薬品工業株式会社
ゲルベジャパン株式会社
興和株式会社
サノフィ株式会社
塩野義製薬株式会社
住友精化株式会社
第一三共株式会社
大正製薬株式会社
大日本住友製薬株式会社
高田製薬株式会社
武田テバ薬品株式会社
武田薬品工業株式会社
田辺三菱製薬株式会社
中外製薬株式会社
テルモ株式会社
東亜薬品工業株式会社
トーアエイヨー株式会社
日医工株式会社
日本ケミファ株式会社
ニプロ株式会社
ニプロESファーマ株式会社
ノバルティス ファーマ株式会社
バイエル薬品株式会社
バクスター株式会社
久光製薬株式会社
ファイザー株式会社
富士製薬工業株式会社
ベーリンガーインゲルハイムジャパン株式会社
丸石製薬株式会社
持田製薬株式会社
ヤンセンファーマ株式会社
株式会社陽進堂

INDEX 索引

欧文・数字

A-Ⅱ受容体拮抗薬 192
ACE阻害薬 192
ARB 192
Augsberger式 194
Crawford式 194
d-クロルフェニラミン 108
MAC 2
Mosteller式 194
NSAIDs 192
provocation test 190
Von Harnackの表 194

あ

アイエーコール 178
アイオナール 26
亜酸化窒素 6
アスピリン 116
アセチルコリン 156
アセトアミノフェン 42
アセリオ 42
アタラックス-P 28
アデノシン 96
アデホス-L 96
アドナ 138
アドレナリン 74
アトロピン 104
アナペイン 70
アネキセート 56
アミオダロン 90
アミサリン 98
アルガトロバン 132
アルチバ 36
アルテプラーゼ 136
アルプロスタジル 182
アンカロン 90
イダルシズマブ 144
イノバン 78
インデラル 170
インドメタシン 44
ウロキナーゼ 134
ウロナーゼ 134
エスクレ 30
エスラックス 50
エダラボン 188
エピルビシン 174
エフィエント 122
エフェドリン 84
エリル 186
エルゴメトリン 158
オザグレル 126
オノアクト 102
オビソート 156

か

ガスター 110
カタクロット 126
カルバゾクロム 138
空気 10
クリアクター 162
グルトパ 136
クロピドグレル 118
経口糖尿病薬 192
経口避妊薬 193
ケタミン 14
ケタラール 14
血液/ガス分配係数 2
抗凝固薬 192
抗血小板薬 192
向精神病薬 192

さ

サプリメント 193
酸素 8
——ボンベの残量計算 8

サンリズム	164	ドルミカム	20
ジアゼパム	22	ドロペリドール	16
シグマート	152	ドロレプタン	16
ジクロフェナク	46		
シスプラチン（動注用）	178		

な

ジソピラミド	168	ナロキソン	58
笑気	6	ニカルジピン	86、190
硝酸薬	88	ニコランジル	152
小児薬用量の換算	194	ニトプロ	88、154
シロスタゾール	120	ニトロプルシド	154
シンビット	94	ニフェカラント	94
スープレン	4	ネオシネジン	82
スガマデクス	60	脳外科特有の使用法	190
スキサメトニウム	52	ノルアドリナリン	76
ステロイド	193	ノルアドレナリン	76
スロンノンHI	132		

は

セコバルビタール	26	バイアスピリン	116
セボフルラン	2	パナルジン	124
セボフレン	2	パパベリン	160、190
セルシン	22	パルクス	182
ソセゴン	38	ビグアナイド系糖尿病治療薬	192

た

		非ステロイド系抗炎症薬	192
ダントリウム	54	ヒドロキシジン	28
ダントロレン	54	ピルシカイニド	164
チオペンタール	18	ファスジル	186
チクロピジン	124	ファモチジン	110
中止薬	192	ファルモルビシン	174
ディプリバン	12	フェニレフリン	82
デクスメデトミジン	24	フェンタニル	34
デスフルラン	4	ブピバカイン	66
ドパミン	78	プラスグレル	122
ドブタミン	80	プラビックス	118
ドブトレックス	80	プリズバインド	144
トラネキサム酸	140	ブリディオン	60
トランサミン	140	フルマゼニル	56
トリクロホス	32	プレセデックス	24
トリクロリール	32	プレタール	120

プレドニゾロン	112
プレドニン	112
プロカインアミド	98
フロセミド	106
プロタミン	142
プロプラノロール	170
プロポフォール	12
ヘパリン	128
ベラパミル	100
ペルジピン	86、190
ペンタゾシン	38
抱水クロラール	30
ボスミン	74
ポプスカイン	68
ポララミン	108
ボルタレン	46
ホルモン製剤	193

ま

マーカイン	66
マグネゾール	166
ミダゾラム	20
ミリプラ	176
ミリプラチン	176
ミリプラ用懸濁用液	180
メピバカイ	64
モルヒネ	40
モンテプラーゼ	162

や

誘発試験	190
ヨード化ケシ油脂肪酸エチルエステル	180
ヨード造影剤	148

ら

ラジカット	188
ラシックス	106
ラボナール	18
ランジオロール	102
リスモダン	168
リドカイン	62、92
リピオドール	180
硫酸マグネシウム	166
ループ利尿薬	192
レボブピバカイン	68
レミフェンタニル	36
レラキシン	52
ローディング	122
ロキソニン	48
ロキソプロフェン	48
ロクロニウム	50
ロピバカイン	70

わ

ワーファリン	130
ワソラン	100
ワルファリン	130

メディカルスタッフのための血管内治療シリーズ メディカテ①
血管内治療の薬 ケアブック
2019年9月15日発行　第1版第1刷

編　者　杉生 憲志
発行者　長谷川 素美
発行所　株式会社メディカ出版
　　　　〒532-8588
　　　　大阪市淀川区宮原3-4-30
　　　　ニッセイ新大阪ビル16F
　　　　https://www.medica.co.jp/
編集担当　石上純子／鳥嶋裕子／柴田智美
装　幀　神原宏一
印刷・製本　株式会社廣済堂

© Kenji SUGIU, 2019

本書の複製権・翻訳権・翻案権・上映権・譲渡権・公衆送信権（送信可能化権を含む）は、（株）メディカ出版が保有します。

ISBN978-4-8404-6918-0　　　　　　　　　　　　　　　　Printed and bound in Japan

当社出版物に関する各種お問い合わせ先（受付時間：平日9：00～17：00）
●編集内容については、編集局 06-6398-5048
●ご注文・不良品（乱丁・落丁）については、お客様センター 0120-276-591
●付属のCD-ROM、DVD、ダウンロードの動作不具合などについては、デジタル助っ人サービス 0120-276-592